MODER NATURS HELSENDE KRAFT

Yogacharya Shri Anmol Yadav

Indholdsfortegnelse

Forord

Kære læsere

Denne bog er min egen historie. Jeg har lært meget af mine livserfaringer. Erfaringsområderne er rigtig mad, ayurveda, naturmedicin, spiritualitet og guddommelig viden. Uanset hvilken viden jeg har fået i dag, er kilden til den min sygdom i to år. Hvis jeg ikke havde lidt disse to år, ville jeg være forblevet uberørt af denne viden. Før 2018 var jeg helt rask. Lidt af sygdomme fra april 2018 til januar 2020. Jeg er fuldstændig rask fra februar 2020 til i dag august 2022. Fra februar 2020 til i dag har jeg ved Guds nåde ikke spist en eneste medicinpille. Jeg har fuld tro på, at uanset hvor mange år jeg lever, bliver jeg aldrig syg det år. Dette er kun muligt gennem viden. Jeg vil lige dele denne viden med jer alle. Så kom med mig på denne rejse, hvor jeg vil fortælle dig, hvordan jeg blev syg. I to år vidste jeg ikke, hvor meget medicin jeg tog og besøgte utallige læger. Fra år 2020 februar begyndte jeg at lave ændringer i min kost, for det meste naturlig mad, som afsluttede alle mine sygdomme. Dette er ikke et mirakel, men en komplet videnskab. Den viden, du får efter at have læst denne bog, er hovedsageligt som følger. Hvordan dannes der gas i kroppen, og hvad skal man gøre for at der slet ikke dannes gas i kroppen. Hvorfor dannes surhed? Dens fuldstændige helbredelse gennem mad. Hvad forårsager forstoppelse og dens behandling. 90% af verdens sygdomme opstår på grund af disse tre årsager, hvis du helbreder dem, så vil resten af sygdommene blive helbredt automatisk. Jeg har delt denne bog op i tre dele. Den første del er min livshistorie. I dette afsnit finder du detaljer om både sygdommen og dens behandling. Den anden del er af Ayurveda, hvor vi har defineret Ayurveda i et enkelt sprog. Den tredje del er Spiritualitet og Bhagavad Gita, hvorved du vil være i stand til at helbrede din subtile krop, dvs. sind. Efter at have fået kundskaben om Gud, vil du være i stand til at kende den rigtige måde at leve livet på.

Kapitel 1 - Under sygdom

Ubalance af tarmmikrober

Dette er fra januar 2018. Jeg har ondt i tænderne. Jeg går på et civilt hospital. Lægen giver mig noget medicin, inklusive et antibiotikum. Min tandpine er helbredt ved at tage denne medicin. Der er et problem med antibiotika. Dette skaber en ubalance i vores tarmmikrober. Når vi bruger antibiotika, dør mange gode bakterier fra maven. Vi kalder denne proces Gut Microbes Ubalance. Dette svækker mavens fordøjelsesevne.

Bivirkninger af at spise hvidløg

Den rigtige historie starter i april 2018. En aften følte jeg mig sulten. Der var nogle gram i kontorets spisekammer, som jeg indtog. Min fordøjelsesevne var allerede ved at være svag, og efter at have indtaget gram, følte jeg den næste dag uro og milde smerter i maven. Jeg går til lægen og tager noget medicin, men jeg får ikke lindring. Derefter spiser jeg et fed hvidløg om aftenen. Dagen efter efter at have spist hvidløg mærker jeg varme i maven og gassen holder helt op med at komme ud af maven. Med andre ord var jeg ikke i stand til at tage gassen ud i maven. Du kan forstå, hvad der vil være tilstanden for en person, der har gas i maven, men hvis han ikke er i stand til at fjerne gassen. Efter det tog jeg på et civilt hospital. Derfra bragt noget medicin givet af lægen. Efter at have taget den medicin, mindskedes varmen i min mave en smule, men jeg var stadig ikke i stand til at fjerne den gas, der var dannet i min mave. Derefter gik jeg til Privat Gastroenterolog (Læge 1) altså mavelæge. Efter alle de kliniske test blev der givet noget medicin. Selv efter at have taget denne medicin, forblev mine problemer de samme.

Bivirkninger af Clarithromycin Antibiotikum

Det er et spørgsmål om august 2020, det var regntiden i de dage. Lige siden regnen begyndte, når jeg plejede at vågne om morgenen, begyndte jeg at få syre i maven. Jeg plejede at lave syre, det er kendt i dag, men på det tidspunkt kunne jeg ikke forstå, hvad der skete i maven. Indtil da var der ingen oplysninger om, hvad surhed er. I dag, med den viden, jeg har fået om gas, surhed, forstoppelse og generelt helbred, vil jeg forblive sund hele mit liv.

Sygdom er simpelthen mangel på information og intet andet.

Der blev kun skabt lidt surhed, og jeg plejede at forblive sund hele dagen, så jeg besøgte ikke nogen læge. Efter et par dage begyndte surhedsgraden at tage en frygtelig form. Den 15. august 2020 gik jeg til privat gastroenterolog (læge 2) om aftenen. Den dag gav han ingen medicin og sagde, at din endoskopi vil blive lavet i morgen, og derefter vil medicinen blive givet efter at have set rapporten. Endoskopi blev foretaget næste dag og Gastritis H. Pylori Infektion kom i rapporten. Lægen gav medicin i 15 dage. Ser ingen lindring fra disse lægemidler, efter 15 dage igen gik til lægen. Denne gang ordinerede lægen H Pylori-kit, hvori de vigtigste lægemidler var Clarithromycin, Amoxicillin og Pantoprazol. Efter at have taget disse lægemidler blev min tilstand værre inden for to dage. Da jeg gik til lægen igen, sagde lægen, at hvis infektionen af H Pylori skal afsluttes, så skal forløbet med disse lægemidler afsluttes. Begyndte at tage medicin igen, denne gang kunne jeg tage medicin i fire dage. Men denne gang, efter at have indtaget disse lægemidler, startede forskellige problemer. Jeg var ved at komme ud af min kontrol, min krop blev varm, og mit hjerteslag blev også unormalt. Det var første gang, jeg havde oplevet sådan noget i hele mit liv. Smerter kan tolereres, men hvis en person ikke har kontrol over sig selv, så fortæller sindet, hvor det skal løbe. Den aften så det ud til, at min sidste tid var nær. Jeg satte mig i et hjørne af terrassen og gik højlydt for at tage Guds navn. Jeg ved ikke, hvad kraften var i

Guds navn, men i løbet af de næste minutter var det helt roligt. Min angst var væk. Jeg var fuldstændig i min kontrol. Ovenstående symptomer, som jeg følte, var en bivirkning af et antibiotikum kaldet Clarithromycin.

Virkninger af Clarithromycin Antibiotikum på skjoldbruskkirtlen

Ovenstående symptomer, som jeg følte, en del af det var stadig til stede i min krop. Inden for fire dage var min krop helt tør. Alle knoglerne var synlige. Jeg blev bange. Jeg var kommet til at vide, at der var sket nogle store forandringer i min krop, som blev ved med at ændre sig endnu mere. Derefter tager jeg til det største hospital i min by. Jeg er indlagt på hospitalet, og alle mine test er lavet. I undersøgelsen blev der primært taget CT-scanning, MR af maven, ultralyd, røntgen og alle blodprøver. Alle rapporter var normale under hele undersøgelsen. Kun TSH-niveauet blev øget. Lægen gav mig en medicin, der hed Thyronorm, og instruerede i, at denne medicin ikke skulle stoppes for livet.

Gode og dårlige virkninger af mælk

For at give et hul til min historie, vil jeg gerne diskutere om mælk, derefter vil vi igen fortsætte med vores historie. Fra år 2000 til år 2010 indtog jeg ikke mælk. I løbet af denne tid var min krop slank, smidig, altid energisk og fuld af positivitet. Begyndte at drikke mælk fra år 2010 og det fortsatte til februar 2020. Fra år 2010 til 2017 fik jeg kun gode resultater fra mælk. I løbet af dette var min vægt steget i en afbalanceret mængde ved at drikke mælk. At drikke mælk fik mig til at føle mig energisk og glad hele dagen. Den dag, hvor jeg ikke drak mælk, plejede jeg at føle mindre energi og mindre glad i kroppen. På grund af disse mælkekvaliteter var jeg blevet afhængig af at drikke mælk. Det var nogle af mælkens gode kvaliteter.

De dage, hvor Acidity startede i august 2018. Dengang plejede jeg også at indtage mælk. Hovedårsagen til dannelsen af surhed her var regn og forbrug af mælk. Jeg vidste ikke på det tidspunkt, at hovedårsagen til dannelsen af surhed er indtaget af mælk i regntiden. Jeg var ikke klar over, at det, der sker i min krop, er surhed. I dag, hvor jeg har lært hele kroppens mysterier at kende, kan jeg godt se fortidens årsager. Hvis fordøjelsesevnen er svag, producerer mælk både gas og surhed. Så ud fra den viden, jeg har tilegnet mig, vil jeg sige, at efter at være blevet voksne, bør vi helt stoppe med at drikke mælk. Indtagelse af mælk øger vægten. Mælk producerer både gas og surhed. Det er det vigtigste. Gas og surhed er grundlaget for 70 % af verdens sygdomme. Hvis vi fjerner den grundlæggende årsag, så kan 70% af sygdommene forsvinde fra verden.

Vores krop laver lige så meget kolesterol, som vores krop har brug for. Der er grundlæggende to kilder til kolesterol i vores krop. Den første kilde er vores krop, vores krop selv laver kolesterol i henhold til kravet. Den anden grundkilde er animalske produkter, som hovedsageligt består af mælk og kød. Kolesterol stiger kun, når vi indtager mere kolesterol udefra. Hvis mælk og kød stoppes, så vil det øgede kolesteroltal komme under kontrol. Her ved mælk mener jeg alle produkter fremstillet af mælk såsom mælk, ghee, smør, ostemasse, valle, paneer, alt slik lavet af mælk.

Stå op ved midnat og spis

I november, december 2018, stod jeg igennem et mærkeligt problem. Når jeg sov om natten, kom lyden af noget støj fra min mave. Jeg var ved at falde i søvn. Jeg plejede at være vågen til morgenen. To nye problemer som stemmekvalitet og søvnløshed blev tilføjet. Lyden af dyd i maven plejede at komme efter fire timers indtagelse af mad. Under alle disse problemer var min vægt også faldet meget. For at slippe af med dydsproblemet stod jeg op midt om natten og begyndte at spise. Den støj var relateret til en tom mave. Er der nogen, der gør det godt? Giv eventuelle problemer.

Detaljeret diskussion om gas og surhed

Året 2018 er gået. Mine problemer var der stadig. Jeg fik stadig 2 til 3 medicin, primært Thyronorm til TSH kontrol, som skulle tages på tom mave, så snart jeg vågnede om morgenen, en anden medicin var til gas- og surhedskontrol, som skulle tages en halv time før måltider. Tænkte at konsultere en anden gastroenterolog (læge 3) i januar 2019. Denne læge var meget berømt. Deres konsultationsgebyrer og andre tests var ekstremt høje. Der var en tanke i mit sind, salærerne til disse læger er så dyre, måske kan jeg blive helbredt af dem. Når en person er ked af det, tænker han med mange forskellige tricks. Jeg havde en lignende situation. Efter lægebesøget lavede han også en koloskopi, og alle blodprøverne. Få lavet nogle test uden for klinikken, CT-scanning af mave og bryst, røntgenbilleder osv. Der var en vis lindring af medicinen givet af denne læge. De stoffer, han havde skrevet, var hovedsageligt Normaxin og Providac. Providac var primært en kapsel af en type gode bakterier. Disse lægemidler fik bugt med problemet med maveegenskaber, men kun 30%

gavn blev fundet ved andre maveproblemer. Jeg var fuldstændig afhængig af stoffer. Hvis du ikke tager medicin, så bliver problemerne værre.

Mislykket forsøg på at stoppe skjoldbruskkirtelmedicin

Alle læger var af samme opfattelse angående medicinen til Thyroid, at når først denne pille er startet, skal den spises for livet. Jeg kunne aldrig acceptere det, lægerne sagde. Mit intellekt plejede at sige, at hvis en sygdom er opstået én gang i kroppen, så er årsagerne til, at sygdommen er opstået, hvis der arbejdes på disse årsager, så kan den sygdom helbredes fra roden. Jeg forstår ikke, hvorfor læger siger, at hvis skjoldbruskkirtlen opstår én gang, skal man tage en pille for livet. For at være ærlig, er til dels det, lægen sagde, rigtigt. Men ikke den fulde sandhed. Faktisk, når vi begynder at tage Thyroid-pillen, bliver Thyroid-pillen bare din kone. Jeg mener, at denne medicin er så forfærdelig, at du aldrig vil kunne stoppe. Selv du vil prøve, men du vil blive fejlet. Bare sig, at forholdet til den pille er blevet dannet, som ikke kan forlade selv ved at prøve. Hver gang du frigiver medicinen - så vil denne medicin skræmme dig. Fortæl os, hvor skræmmende denne medicin er. Efter at have forladt denne pille, kommer negative symptomer efter to dage. Det første symptom er nervøsitet, andet svedtendens over hele kroppen, tredje blodtryk er højt, ikke har det godt, sindet er ikke under kontrol. Generelt er denne medicin en labyrint. Det er meget svært at komme ud af den, der er fanget en gang. Jeg forsøgte at holde op med Thyroid-pillen omkring fire til fem gange på to års sygdom. Men mislykkedes hver gang. Hver gang jeg fejler, rejser jeg mig op og prøver igen. Problemet med denne pille var, at den skulle tages umiddelbart efter at have stået ud af sengen tidligt om morgenen. Nu er problemet med dette, at du minder dig selv om gennem en pille, at du har sådan og sådan sygdom. Mit spørgsmål er, antag, at selvom dit TSH-niveau ligger inden for normalområdet, kan du ikke springe denne pille over. Så snart du slipper pillen, vil de ovennævnte symptomer komme ind i din krop, og dit TSH-niveau vil stige igen. Denne pille styrer TSH-niveauet, men kroppen bliver afhængig af denne pille. Jeg spiste mange lægemidler ordineret af læger under min sygdom, men den negative afhængighed, der var i denne pille, var ikke i nogen anden. Jeg kom ud af labyrinten af denne medicin, hvis forklaring vil blive fundet i de næste kapitler.

FLatulens problem

I år 2019 begynder regntiden, og mine problemer begynder at blive værre. Jeg overvejer at konsultere en anden læge. På dette tidspunkt tog jeg i alt fire lægemidler. Disse omfatter Thyronorm, en gaspille før måltid, Providac og Normaxin. Selvom jeg tog al denne medicin, var jeg meget ked af det. Disse problemer omfatter hovedsageligt gasdannelse og gassmerter, syredannelse og surhed på grund af smerte, nervøsitet, ingen livsnydelse, som om livet kun leves ved at skubbe, vægttab, selvom det ikke er et problem, men det ved jeg i dag. Mine første tanker om vægt var anderledes, jeg havde tabt mig meget, som jeg gerne ville tage på igen. Efter at have haft skjoldbruskkirtlen er min krop blevet som en bunke sand. Få den ene til at arbejde hårdt, og den anden side plejede at falde sammen. Det vil sige et forsøg på at øge vægten på den ene side og på den anden side, at vægten plejede at falde igen. På den måde foregik kampen omkring vægten også. Et nyt problem blev født i disse dage. Om aftenen fra omkring klokken fire til klokken seks plejede maven at pustes op som en ballon. På grund af dette var det også svært at trække vejret.

Da man så alle disse problemer, blev en ny gastroenterolog (mavespecialistlæge) vist til lægen. Den nye læge foretog også alle sine undersøgelser på ny. Den medicin, han skrev, var næsten den medicin, som de tidligere læger havde ordineret. Den eneste medicin, der for nylig blev introduceret, var en medicin mod flatulens. Medicinen mod flatulens virkede kun i 9 til 10 dage, og igen blev problemet det samme. Efter at have konsulteret fire forskellige gastroenterologer (mavespecialister) forstod jeg en ting meget godt. De havde brugt det maksimale antal medicin, de havde. Nu var der ikke andet tilbage end det. Fordi alle eksperterne ordinerede den samme type medicin ved at vride dem.

Tilbøjelig til homøopati behandling

Efter at have taget maksimal behandling i Allopati, var jeg tilbøjelig til Homøopati. Tænkte at dette problem måske kan behandles i Homøopati, med disse tanker gik jeg til den største Homøopati Klinik i byen. Efter at have set mange spørgsmål og rapporter, gav nogle medicin. Efter at have taget disse lægemidler blev mine problemer værre. Jeg udsatte denne behandling lige her.

En anden ting, der var almindelig inden for allopati, var, at ingen læge før nu havde talt om mad. I dag kommer det som en overraskelse for mig, at der er så stor en metode, hvor man ikke taler om mad.

Læner sig mod ayurvedisk behandling

Hvor hårdt vi prøver at genvinde vores krops sundhed. Men når vi har dette helbred, så sætter vi ikke pris på det. Fordi det er gratis. Vi kender også prisen for den kærlighed, vi kæmper for at få. Jo før vi ved dette, jo bedre for os. I dag har jeg mistet mit helbred og fundet det igen, jeg kender dets værdi. Jeg har kendt prisen, og derfor skriver jeg denne bog. For mig er min viden den mest værdifulde ting i verden. Milliarder af rupier og diamantjuveler koster nul foran denne viden for mig.

Efter at have taget behandlingen med to typer metoder, da der ikke kom nogen løsning ud, så tænkte jeg på at tage behandling med den ayurvediske metode. Nåede frem til et ayurvedisk hospital med alle mine rapporter. Efter at have inspiceret alle rapporterne der og efter nogle spørgeskemaer, skrev nogle ayurvediske lægemidler. Der var en vis lindring af disse ayurvediske lægemidler, men det var ikke nok. Jeg blev ved med at tage medicin i flere måneder med den tanke, at nu ville disse mediciner måske virke, men alt var forgæves. I dag, hvor jeg har afsluttet studiet af ayurveda, kan jeg se, at ayurvedisk medicin var der i den behandling, men ayurveda var der ikke. Dette er grunden til, at Ayurveda halter bagefter Allopati. I dag har jeg erfaret, at kendskabet til Allopati er meget lille foran Ayurveda. I dag behandler en ayurvedisk læge på linje med Allopati. Endnu vigtigere end ayurvedisk medicin i Ayurveda er reglerne for ayurveda, som vi skal følge. Jeg husker min historie, lægen gav mig kun medicin, men talte ikke om principperne i Ayurveda, så hvordan kan jeg få nogen fordel i behandlingen. Det er derfor, jeg siger, at der var ayurvedisk medicin, men der var ingen ayurveda. 2019 var også forbi med året 2018, og mine problemer var de samme.

Kapitel 2 - Forbindelse til naturen

Overdragelse af kontor

Herfra var et nyt kapitel ved at blive tilføjet i mit liv. Den største forandring i mit liv var ved at ske. I november 2019 blev mit kontor flyttet til et nyt sted. Specialiteten ved dette kontor var, at det havde to store parker på hver side. På grund af ikke meget arbejde på kontoret, begyndte jeg at bruge det meste af tiden i disse parker. Efter at have spist frokost gik jeg i parken og lagde mig på jorden der. Jeg indså én ting, at min frokost var let fordøjet. Jeg havde forstået én ting, at naturens virkning er på vores krop. Det påvirker vores sygdomme. Nu plejede jeg at se mindre på kontoret og mere i parkerne. To til tre måneder var gået ved at gøre dette.

Første brug af naturlig mad

Det var en dag, hvor jeg besluttede, hvorfor ikke lave en fuldstændig ændring i kosten. Denne beslutning handlede om kun at spise salat hele dagen. Samme aften købte jeg alle salatens ingredienser og tog den med hjem. Jeg vil aldrig glemme den dag den 5. februar 2020, som ændrede mit liv og beholdt det. Kære læsere, husk denne dato, for denne dato kommer til at blive brugt mange gange. Om morgenen gik jeg på kontoret efter kun at have spist salat og tog kun salat til frokost. Efter at have nået kontoret, efter at have afsluttet nogle af mine opgaver, gik jeg til parken som sædvanligt. I dag virkede luften i parken så kold og duftende, at jeg ikke kan skrive meget med ord. Efter at have spist salat hele dagen, om aftenen, var jeg udmattet, ikke fysisk, men med tungen. Fysisk havde jeg mere styrke end andre daglige. Efter at være blevet ramt af tungen, tager jeg mad med hjem. Så generelt var jeg glad for, at jeg i det mindste var i stand til at konvertere to måltider ud af tre måltider.

Første brug af lavement

Efter 4 til 5 dage efter at have startet diæten købte jeg også Enema kit. Gjorde det samme aften som jeg købte det. Jeg var meget opsat på at lave Klyster, fordi min mave ikke blev renset ordentligt i mange måneder. Derfor havde jeg store forhåbninger fra Enema om, at det ville klare maven fuldstændig. I sidste fase af problemerne havde jeg forstået, at hvis maven begynder at rense ordentligt hver dag, så slutter alle mine problemer automatisk. I de første 7 dage blev lavement lavet både om morgenen og om aftenen og i de næste 7 dage kun på én gang, dvs. tidligt om morgenen. Derefter blev lavementet stoppet, da dets arbejde var afsluttet. Klyster renser hovedsageligt tyktarmen. Efter at tyktarmen er ryddet, hvis der spises ren mad, begynder maven automatisk at rense. Jeg vil gerne dele nogle oplevelser relateret til Anima med jer alle. Jeg husker stadig aftenen, hvor jeg lavede lavementet for første gang, som om der var kommet noget gift ud af min krop. Inde fra kroppen kom et sort kullignende stof ud inde fra affaldsmaterialet. Mange måneders snavs kom ud i dag. Og denne oplevelse var så enorm for mig, at jeg delte denne ting med alle. Efter denne effekt af lavement var der et spørgsmål i mit sind, hvorfor jeg ikke kendte til lavement tidligere.

Drik grøn juice

Efter at have lavet lavement, plejede maven at være ren, men det var ret sent, jeg ville have, at maven var klar tidligt om morgenen. Til dette begyndte jeg at tage grøn juice, så snart jeg vågnede om morgenen. Den første grønne juice var spinat og tomat. Den anden grønne juice var fra bitter græskar. En af de to plejede at indtage juice. Maven bliver klar efter halvanden time efter at have taget grøn juice af spinat og tomat. Maven blev først ryddet efter en halv times indtagelse af bitter græskarsaft. Spinat og tomatjuice er meget let at tage, og det smager lidt lækkert at drikke. Men at tage bitter græskar juice er lidt svært. Bitter græskarsaft giver milde smerter i maven de første tre til fire dage, så man skal ikke gå i panik. Bitter græskarsaft renser maven rigtig godt, med andre ord fjerner halmen halmen. Sygdommen var ikke andet end selve snavset.

Sådan laver du grøn juice

Grøn saft af spinat og tomat: - Tag et halvt bundt spinat og en tomat. Vask begge grundigt. Skær den i små stykker og kom den i røremaskinen. Tilsæt 150 ml vand og bland det. Filtrer det gennem en sigte og drik det.

Bitter græskar grøn juice: - Tag to eller tre mellemstore bitre græskar. Skær den i små stykker og fjern dens frø. Kom det i en røremaskine og tilsæt også 250 ml vand. Filtrer det og drik det, og drik også et glas almindeligt vand.

Jeg har indtaget grøn juice uafbrudt i to år. Jeg plejede at forbruge disse to grønne juicer hele året, primært om vinteren, jeg plejede at indtage tomatjuice og bitter græskarjuice om sommeren.

Slut på alle stoffer

Efter kun at have indtaget salat i løbet af dagen og hjemmelavet mad til aftensmaden, blev al medicin stoppet inden for de næste syv dage, kun

Thyronorm medicin fortsatte. I de dage, hvor jeg ændrede min kost, indtog jeg omkring 6 medicin, hvoraf 5 medicin var ophørt.

Historien om at forlade Thyronorm

Thyronorm, som primært er et lægemiddel til skjoldbruskkirtlen, er ordineret til at kontrollere TSH-niveauet. Et af de største og største problemer ved Thyronorm, som jeg har oplevet, er svært at sætte ord på, men jeg vil prøve. Der plejede at være en enorm følelse i mit liv efter at have taget denne medicin. Det er svært at sætte ord på denne følelse. Der plejede at være en holdning i at gøre ting. Jeg var energisk hele dagen. Jeg var fuld af positive energier. Alle disse ting var inden i mig, men fra det tidspunkt, jeg begyndte at tage det, var alle disse ting forsvundet fra mit liv. Nu i mit liv hverken den enorme følelse eller den holdning. Livet blev bare levet. For mig var dette liv ikke liv, men var blevet en byrde. Som om jeg er blevet straffet for en fejl, og jeg lider under den straf. Jeg ville bare af med denne pille. Strategi for at holde op med denne pille efter 10-15 dages ændring i kosten. Strategien var, at jeg ville reducere stoffet til kun 6,25mcg om ugen. Ved at gøre dette føler min krop ikke, at jeg har forladt medicinen. I de dage plejede jeg at tage Thyronorm 50mcg. Der var også en strategi i dette, at jeg den ene dag ville spise de fulde 50mcg, og den næste dag ville jeg spise 37.50mcg, altså 12.50mcg mindre. Hvis jeg laver beregninger på denne måde, så spiste jeg mindre 6,25mcg medicin på en uge. På denne måde havde jeg stoppet hele stoffet inden for halvanden måned ved at reducere stoffet til 6,25 mcg om ugen. Jeg har lært af tidligere erfaringer, at tre dage efter at have holdt op med medicinen, kommer den negative effekt på kroppen. Det er derfor, jeg lavede denne strategi, at efter at have reduceret 12,50mcg en dag i træk, den næste dag skulle den fulde 50mcg pille tages.

Det er min erfaring, at forekomst og stigning af TSH, manglende kontrol af glukose, øget forekomst af blodtryk, at gå ud af kontrol med kolesterol osv. kun er et resultat, og arbejdet med resultatet vil ikke føre til succes. Der er en grund bag resultatet. Der skal arbejdes af den grund. Jeg kan sige disse grunde med bare fem ord. Gas, surhed, forstoppelse (dvs. ikke at rense maven), Kapha og ukontrolleret sind. Dette er grundårsagen til 90 % af verdens sygdomme. Alle læger i verden arbejder kun på resultatet, dvs. symptomer, som jeg har set i mine to års sygdom. Men den gamle viden om vores land, Ayurveda, virker på disse grunde. Men nutidens ayurvediske læger følger heller ikke denne viden, men kopierer andre patologier. Derfor giver ayurvedisk behandling ikke noget specifikt resultat.

Min erfaring med prøver

Jeg taler om blodprøve, CT-scanning, MR, endoskopi, koloskopi. Hvad er meningen med disse rapporter? Jeg siger hverken, at det er fuldstændig meningsløst, og jeg siger heller ikke, at det er fuldstændig meningsløst. Jeg siger, at en erfaren læge kun bør vide, hvad problemet er, ud fra en persons beskrivelse af sine problemer. Men her, sammen med detaljerne, bliver hele kroppen også undersøgt, og trods disse eftersyn er løsningen ikke fundet. Som nævnt i Ayurveda, hvis der arbejdes på de tre grunde, vil alle undersøgelser blive meningsløse. Hvis hovedårsagen til problemet kun er tre, hvad er så behovet for undersøgelse, hvorfor så ikke arbejde på disse årsager direkte. Den femte grund, som jeg har vist, er, at det ukontrollerede sind ikke engang taler om det. Ingen maskine i verden kan fortælle årsagerne vist af mig, men kun en person kan fortælle disse problemer. Så efterforskningen har ikke den store betydning. Jeg har ikke lavet nogen test i de sidste to et halvt år, og jeg vil heller ikke få det lavet resten af mit liv. Jeg har lært at være sund. Jeg har også lært, hvordan kroppen bliver syg. Dette er ikke en stor viden, du kan også vide det.

Sundhed betyder sundhed i krop og sind. I dagens æra er det kun kroppen, der behandles, også på symptomerne og ikke på årsagen, ingen behandler sindet overhovedet. Medmindre vi arbejder på begge problemer sammen, får vi ikke det fulde udbytte. Derfor skal man sammen med den rigtige og naturlige mad være forbundet med spiritualitet. Naturlig mad helbreder kroppen og spiritualitet helbreder sindet.

Et nyt problem efter en måneds slankekure

Der er en historie næsten efter at have startet diæten, som du vil komme til at lære meget af. 10. marts 2020 På Holi-dagen kommer nogle af mine venner til huset. Da de så min krop, begyndte de at spørge, om du har det godt, du er blevet meget svag. På den måde ville enhver, der ser min bekendt, kun sige én ting: at du er blevet meget svag. Men på Holi-dagen, som de stillede spørgsmålet, tog jeg det for seriøst. Nu begyndte jeg at tænke på at tage på herfra. Jeg tænkte meget over, hvad jeg skulle spise for at tage på. Jeg fik de bedste resultater fra kosten på en enkelt måned, og derfor havde jeg også fået viden om rigtig og forkert mad. Derfor kunne jeg ikke spise den samme mad som før. Havde jeg gjort det, ville mine problemer være vendt tilbage, det var sikkert, og jeg vidste det godt. Jeg fandt på en idé. Jeg tænkte, hvorfor ikke spise Valleprotein. Jeg forskede i valleprotein, fandt ud af, at det også har tre kvaliteter, en Simple, anden Isolat, tredje Hydrolyseret. Forskellen er, at Simple er tung at fordøje. Isolate er bedre end det, og Hydrolyzed skal ikke fordøjes, det er Direkte Absorberet. Hydrolyseret er så dyrt i henhold til deres priser, at meget få mennesker køber det. Jeg bestilte den hydrolyserede og tænkte, at besværet med at fordøje skulle forblive, det skulle absorberes direkte. Jeg spiser dette valleprotein i omkring tre-fire dage og ser, at der er meget forbrænding i urinen. Efter det holdt jeg op med at spise det. Jeg spekulerede på, for hvem jeg tager på i vægt. Hvorimod med den slankekur, jeg tager, er mine problemer reduceret med 90%, og jeg vil være helt rask i fremtiden. For hvem jeg tager på, vil de ikke komme til at bære mine problemer, jeg bliver nødt til at bære det. Så hvorfor skulle jeg lytte til nogen? Efter den dag ville enhver, der talte til mig, reagere ved at slå ham på en sådan måde, at hans mund ville være lukket. Hvis alle ved det derfra, så får du et meget dårligt svar. Derfra og indtil i dag har jeg aldrig tænkt på at tage på.

En ting mere, jeg gerne vil dele med jer, at jeg i 2012, 2013 og 2014 plejede at gå i fitnesscenter. Jeg havde aldrig taget kosttilskud og proteinpulver, selv efter at have dyrket fitnesscenter. Men se på mit intellekt her i dag, bare for at få min krop til at se fin ud. I dag lever vi et liv i show, vi er ligeglade med, hvordan vores krop har det indefra. Til den episode har jeg helt opgivet livet med optrædener. Den eneste forskel, der betyder noget for mig, er, om jeg er stærk og sund indefra, om mit sind er fyldt med positive tanker, eller om jeg er fuld af energi eller ej.

Nogle ændringer i naturlig mad under lockdown

Indtil nu spiste jeg kun salat i hele dage og til aftensmaden hjemmelavet mad hjemmelavet mad. Men jeg vidste, at hvis jeg vil komme mig helt, så vil der også ske en ændring i middagen. Maden jeg fik til aftensmad er som følger, 4 hvede rotis, linser (hovedsageligt moong masoor og urad dal) temperering og grøntsager med krydderier. Alle disse tre ting ville skabe problemer. Deres problemer er som følger: Hvedebrød sætter sig fast i tarmene, og så snart vi drikker vand, når vandet tarmene, gas begynder at dannes. Alle impulser laver gas, og hvis kroppen er sur, så producerer den også surhed. Men du skal bemærke én ting, at alle pulser laver gas, uanset om det er en sund person eller en usund person. Grøntsager med temperering og krydderier producerer både gas og syre. Men det interessante at bemærke her er, at selv en sund person indtager pulserne vil producere gas. Derfor bør en sund person bemærke, at grøntsager er bedre end bælgfrugter. Du skal ikke bekymre dig om protein, jeg vil tale yderligere om dens bedste kilde. Af disse grunde var det nødvendigt at ændre middagsmåltidet. Uanset hvilke detaljer jeg har givet her, havde jeg ikke denne viden dengang, men jeg vidste bestemt, at der er problemer i disse fødevarer, for ved at ændre dagens kost, havde jeg lært, at hvad er forskellen mellem kogt mad og rå mad mad. Af disse grunde ønskede jeg at ændre middagsmåltidet.

Som et eksperiment bestilte jeg nogle produkter online. Hvori der hovedsageligt var tre ting, brun ris, hirse og havre. Jeg var nødt til at spise dem en efter en og sikre mig, hvilken ting der laver gas og syre, og hvilken der ikke gør.

Endnu en ændring under lockdown

Hvor jeg indtil nu kun spiste salat hele dagen, lavede nogle ændringer under lockdownen. Nu er jeg også begyndt at spise frugt. I frugter spiste jeg alle frugterne en efter en og noterede deres Positivitet og Negativitet. Blandt de frugter, jeg spiste, var æbler, papaya, druer, bananer, ananas, granatæbler osv. Jeg spiste alle disse på mange forskellige måder som at spise en efter en og 2- 2 og

Spis 3-3 frugter sammen. Det bedste, der kom ud, var, at det altid er bedst kun at spise én frugt ad gangen. Den bedste af de frugter, der kom ud til mig, var papaya. Papaya er så fantastisk, at denne frugt stadig er inkluderet i min kost og altid har været inkluderet i min kost i de sidste to et halvt år. I disse dage plejede jeg at tage papaya om morgenen efter at have drukket grøn juice. På dette tidspunkt begyndte jeg kun at spise bananer. Banan er lidt tung at fordøje, så efter halvanden måneds diæt begyndte man at spise banan. De bedste egenskaber som jeg så i banan var, man får en masse styrke ved at spise det, for det andet er der nogle sådanne elementer i det som holder musklerne glade og holder musklerne afslappede. Hvis nogen lider af søvnløshed, skal han spise banan. Nu diskuterer jeg hele kosten med dig i løbet af marts 2020. Så snart du vågner om morgenen, er en grøn juice, papaya omkring kl. 21.00, kl. 12.00 banansalat og aftensmad for hele dagen angivet nedenfor.

Hvem viste sig at være den bedste blandt hirse, brun ris og havre

Først og fremmest blev brune ris lavet og spist som khichdi, jeg kunne bedre lide det end linser, hvide ris og hvederoti. Brune ris viste bedre resultater i gas, syre, forstoppelse etc. end tidligere. Brune ris var bedre end roti og bælgfrugter, men alt var ikke godt. Nu begyndte jeg at spise Havre. Havre viste sig at være helt ubrugelig og havde problemer med fordøjelsen. Nu var det Millets tur. Der var meget frygt i mit sind om Millets, for jeg havde aldrig spist Millets før. Ud over dette er mængden af fibre i Millets Millets også høj, så den måske ikke fordøjes. Med alle disse spørgsmål blev Millets endelig lavet. Det resultat, som jeg havde efter at have spist, var fuldstændig modsat min tankegang. Det var meget let at fordøje. Denne gas var bedre end alle kornsorter med hensyn til surhed og forstoppelse. Fra marts 2020 til i dag august 2022 spiser jeg kun hirse i korn. Jeg har aldrig set et bedre korn end dette.

Ny strategi til fjernelse af mavestivhed

Mine problemer var forsvundet fra 80 % til 90 % i løbet af få dage. Den samme procentdel af fordele blev også modtaget i stivheden i maven, men der var stadig nogle spændinger og stivhed tilbage. Jeg har altid ønsket at få min krop 100% som før. Jeg var ikke klar til at gå på kompromis med en lille smule. Jeg havde fået at vide, at hvis stivheden og belastningen af maven skal fjernes, så skal den have hvile et par dage. At tage hvile betød simpelthen at stoppe med fast føde i et par dage og komme til flydende kost. Nu var jeg begyndt kun at spise vandmelon og melon hele dagen. Inden for en uge var jeg lykkedes med min strategi. Min mave var helt afslappet, stivheden og spændingen i maven var forsvundet 100%. Det er ikke let at gøre alt dette, men den, der har ønsket om at få sin gamle krop, han vil helt sikkert gøre det.

Ny viden om gasdannelse

I ovenstående beskrivelse har du set, at jeg har set, hvordan jeg slipper af med stivheden og belastningen af min mave ved at spise melon og melon hele dagen, altså komme på flydende kost. Men efter denne diæt var der opstået et problem, nemlig at der blev produceret gas i maven. Jeg kunne ikke forstå, at når hele mit fordøjelsesspor (mave) er ryddet, og jeg tager ren mad, hvorfor denne gas så bliver dannet. På det tidspunkt var gas og syre intet mindre end et skræmmende monster for mig. Det er ikke så let, som det ser ud, og denne ting er velkendt af den person, der lider af gas og surhed. Nu begyndte jeg at undersøge årsagerne til dette, efter at jeg fik at vide om en anden grundlæggende årsag til gasdannelse. Jeg havde allerede fået at vide om de to grundlæggende årsager til dannelsen af gas, da den første årsag er snavs i maven og den anden årsag er indtagelsen af gasproducerende mad. Den tredje grundårsag, som også er den ultimative vicen for mig, er, at hvis der er tørhed i maven, så vil der blive dannet gas. Ruhed opstår, når vi fjerner fedtet. Og det er hvad jeg gjorde, min krop blev renset så enormt ved at spise grøn juice og vandmelon melon hele dagen om morgenen, at fedtet i fordøjelsessporet var forsvundet. Ghee fra indfødte ko bruges til at bringe glathed tilbage til fordøjelseskanalen og til at fjerne tørhed. Når jeg plejede at spise hirse om aftenen, spiste jeg to til tre skeer ghee blandet med det.

Gasproblemet var helt forsvundet på en til to dage. Efter at have indtaget ghee kontinuerligt i 7 dage, blev forbruget stoppet. Arbejdet med ghee var slut. Dette var den ultimative visdom for mig. Denne viden kan være lille i dine øjne, men du tager fejl, for hvis du vinder over gas, så vil 70% af verdens sygdomme være under din kontrol. Gassen er ikke så let, som du ser den.

Starter Hirse to gange

I tre til fire måneder blev kogt mad kun indtaget på én gang om natten, hvor kun Hirse blev spist. Derefter lavede jeg en stor ændring i min kost og begyndte at tage Millets to gange. Den ene om eftermiddagen mellem klokken et og tre og den anden til middag.

Der var stadig en vis grad af surhed

Selv efter fire til fem måneders slankekur var der stadig en vis grad af surhed tilbage. I dag ved jeg det udmærket, hvis vi vil have en gammel og sund krop som før, så skal stramningen af denne diæt laves i minimum halvandet år. I løbet af dette får du også viden om rigtig og forkert mad. Efter det, selv efter denne periode er gået, vil du fortsætte denne diæt. De, der ikke følger denne diæt, tror, at de, der laver denne diæt, har opgivet meget. Men hele verden, der laver denne diæt, ved, at hver enkelt person, der er gået, er meget lille, men har fået meget. Efter at have lavet denne diæt fik jeg disse ting gradvist. Gammel slank og sund krop, Altid Rolig og Slap af i kroppen, Vær fuld af Positivitet, Hold sindet rolig At være altid energisk, en friskhed i åndedrættet, at have en følelse af service dvs. At tjene Naturen osv. I det daglige liv , folk prøver meget hårdt på at få dem, men alt dette opnås nemt med den rigtige, sunde og naturlige mad. Det er derfor, vi efterlader meget lidt, men får mere.

Derfor, hvis der var lidt surhed på trods af kosten på fire måneder, så er det ikke en stor sag. Surhedsgraden skyldes også hovedsageligt tre til fire årsager. Årsagerne til, at dette sker, som jeg har lært at kende fra mine erfaringer, vil jeg præsentere disse grunde for dig. Når der dannes gas i maven, og du ikke er i stand til at udstøde den, så cirkulerer den gas i hele kroppen, og når den gas er maven (den øverste del af maven, hvor maden først kommer ind og deles i små stykker af syre)) . Efter at have nået gassen til maven, mærker maven, at der er kommet noget fordøjeligt, og syren begynder at udstøde. Derfor, når der dannes gas, og hvis du ikke er i stand til at udstøde gas, så vil der også blive dannet syre i din mave. Den anden hovedårsag til surhed er mad. Vi ved, at smagen af al mad ikke er den samme, noget mad er koldt, noget mad er varmt og noget mad er medium, dvs. endda. Dem jeg har kendt som Acidic er henholdsvis følgende. Mælk er den mest sure fødevare. Sammen med Acidic snyder den også og skaber også Chakravyuha. Du tænker sikkert, hvilken slags snak jeg taler om. Lad os forstå det. Hvis du har surhed og drikker kold mælk, så vil din surhed falde til ro der, men husk at den næste surhed vil lave denne mælk. På denne måde er du fanget i dens bedrag og labyrint. Jeg har kun brugt to år i problemer, nogle mennesker mister hele deres liv, men de er ikke i stand til at finde fjenden. Ligesom vi tog eksemplet med mælk, i det ene øjeblik gør det godt, men i det andet øjeblik gør det det også dårligt. Derfor vil vi ikke kunne forstå, at mælk er dårligt. Fjenden skal genkendes, før han holder fjenden væk fra sig selv. Her med mælk mener jeg mælk såvel som ostemasse, smør, valle, te, kaffe og alt slik lavet af mælk. Den tredje syredannende føde er alle slags bælgfrugter. Det skal vides, at hvis urinsyren stiger hos nogen, så forbyder lægen ham at spise proteinrige ting, som hovedsageligt indeholder bælgfrugter, som vi indtager for at opfylde proteinet. Og du skal også bemærke en ting, at alle bælgfrugter laver gas, det er en anden sag, du er i stand til at udstøde gassen, så du ikke har noget problem med at spise bælgfrugter. Et spørgsmål kan opstå i dit sind om, at nogens fordøjelsessystem måske er svagt, på grund af denne gas dannes. Så jeg vil gerne fortælle dig, at jeg udover at spise Hirse 4 bananer, og andre frugter, også spiser 100 gram udblødte økologiske peanuts. At kunne fordøje rå jordnødder dagligt i sådanne mængder er i sig selv et bevis på, at både fordøjelsessystemet og fordøjelsesilden er stærke. Surhed er lavet af vand. Vandet nogle steder er surt, så drik mindre vand, for når du spiser frugt og grønt, vil behovet for vand være mindre, fordi de kun indeholder omkring 95 % vand.

Selvom min syre var over 90%, men en del var der stadig, og jeg plejede at bruge indisk desi mishri til det. I de næste 7 til 8 måneder var surhedsgraden 100 % over. Jeg deler en hændelse i forbindelse med surhedsgrad med dig. Surhed ødelægger maven så voldsomt, at selv efter 4 til 5 måneders slankekur kunne jeg ikke engang udtale Om. Om udtales med det komplette fordøjelsesspor. Hvori de tre dele af din mave, hals og tunge er inkluderet. Så det er meget vigtigt at lave diæten i en længere periode.

Søg efter noget kraftfuldt

De ting, jeg indtil nu indtog i maden, var en slags helbredende diæt. Men nu efter 8 måneder var mit fordøjelsessystem helt stærkt. Nu ville jeg lave nogle ændringer i kosten. Efter denne diæt var min vægt også faldet meget. Som jeg gerne ville vinde tilbage igen. Jeg kunne ikke indtage mælk, mens jeg boede i byen. Hvilket hjælper meget med at øge vægten. En anden måde var at indtage tørre frugter. Men det var ikke let at fordøje tørre frugter. Først begyndte jeg at spise jordnødder. Jordnødder kan også spises i store mængder, og det forbliver i budgettet. Min første oplevelse med Peanuts var meget dårlig. For det var meget varmt. Hvortil jeg kastede alle peanuts i vrede. Men det var meget let at fordøje. Nu forstod jeg en ting, hvis dens varme på en eller anden måde er kontrolleret, så kan den indgå i den daglige kost. Den jordnødde jeg kom med var ristet jordnødde.

Denne gang tog jeg rå peanuts med. Og udblødte det i 8 timer og spiste det. Nu var det lidt tungt at fordøje, men varmen som var en del af det, altså varmen var gået ud. Derefter lavede jeg nogle ændringer, søgte efter økologiske jordnødder, og der var ingen mangel på det lokale marked, men det var tilgængeligt online. Fra dengang til i dag spiser jeg økologiske jordnødder i blød i mindst 8 timer fra omkring 50 gram til 100 gram.

Det supplerer mit protein og opfylder også godt fedt. Efter min erfaring er det den mest kraftfulde ting i verden. Da jeg startede dette, plejede jeg at gå omkring en eller to kilometer i parken, men efter at have spist det, begyndte jeg at gå kontinuerligt i 8 til 10 kilometer. Nogle andre oplevelser, jeg havde, er som følger. For det første er huden blød, hvilket betyder, at håret forbliver helt silkeblødt. Det vil sige, dens effekt er også på håret og huden. Jeg fandt ud af, at det har det bedste niveau af protein. Det har mælkeniveau af protein. Vi ved alle, at mælk er af højeste kvalitet, fordi alle aminosyrerne findes i den. Men der er mange ulemper ved at indtage mælk, så det er bedst at indtage økologiske jordnødder.

Begynder at spise Hirse tre gange

Du har set, hvordan jeg plejede at spise mere rå mad og mindre kogt mad i den indledende fase af kosten. Derefter begyndte jeg langsomt at øge mængden af den tilberedte mad. Grunden til at gøre dette var, at kroppen i begyndelsen havde brug for en mere helbredende kost, og efterhånden som kroppen helede, begyndte jeg at øge mængden af kogt mad. Men husk, jeg spiste kun hirse. Ikke spist hvede af roti, ris og bælgfrugter. Jeg begyndte at spise Hirse tre gange efter omkring 8 til 10 måneder.

Introduktion til temperering og krydring af grøntsager

Spiste ikke tadka og krydrede grøntsager i næsten et år. Jeg fik fuldt udbytte af det. Jeg bød i et år, men jeg vil få resultatet af det resten af mit liv. På grund af dette blev mit fordøjelsessystem meget stærkt, og jeg var i stand til at få min gamle krop igen. Den gamle krop, hvori hvad end du puttede i, plejede at fordøje alt. I dag har jeg to viden, en krop er en meget dyrebar ting, den mest dyrebare ting i hele verden, læg ikke affald i det, tilføj kun mere og mere levende naturlig mad og ren hjemmelavet mad. Den anden viden opnået er, at man kender forskel på forkert og rigtig mad. Selvom den forkerte mad også er god at se fra oven, og du vil også se, at hele verden spiser det, men det er forkert. Den dag hver person blev opmærksom på rigtig og forkert mad, på den dag ville alle hospitalerne forsvinde fra verden. Faktisk forstår vi, at sygdommen er i kroppen, hvorimod virkeligheden er, at sygdommen er i maden. Så hvis behandling skal være din eller maden. Man kan med andre ord sige, at sygdommen ikke er dig, men maden. Mit spørgsmål til dig er, hvad er din krop? Din krop er mad, som du spiser, vil din krop også blive det.

Spis derfor ikke mad kun for at mætte tungen, men vælg hvad der er den rigtige mad for kroppen. Og det var det, jeg gjorde, kontrollerede min tunge og spiste ikke tempererende og krydrede grøntsager i et år. Men i dag indtager jeg grøntsager med tadka og krydderier. Men husk, jeg spiser stadig hirse i korn.

Skurk og helt efter omstændighederne

Mange måltider kan være en skurk eller helt for en bestemt person afhængigt af omstændighederne. Jeg vil gerne forklare dig gennem et eksempel. Økologiske jordnødder er en god og fantastisk ting. Den er også helt ren og på grund af at den er økologisk, er den også fri for kemikalier. Hvis en sund person spiser denne økologiske jordnød, så er den en helt for ham, men hvis en usund person spiser den, især den, hvis fordøjelsessystem er svagt, så vil den fungere som en skurk for ham. Fordi den person, hvis fordøjelsessystem er svagt, vil han ikke fordøje det, og på grund af manglende fordøjelse vil der blive dannet ama i kroppen, som er en langsom gift. Så spis kun det, du kan fordøje, ikke den mad, der vokser. Dette har jeg givet et eksempel på en god ting, nu vil jeg give et eksempel på sådan en ting, som er Skurk for alle, selvom det er godt fordøjet. Mælk tilgængelig på markedet eller byer. Det er en anden sag, at du måske ikke ser dens negativitet på en dag, men det virker som en langsom gift for dig. Lad os tage et andet eksempel, især al den fastfood som er blevet kogt i olie, hvis den samme fastfood skal gøres mere skadelig så antag også at den er lavet af maida- eller grammel. Dette er også en skurk for alle. Det har ingen heroiske kvaliteter. Det fungerer også som Slow Poison. Der er en speciel ting ved skurke, der laver langsom gift, vores liv fortsætter, og vi kender dem ikke engang som skurke. Selv når vi er syge, ved vi på det tidspunkt stadig ikke, hvilken mad der vil fungere som en skurk for os, og hvilken mad der vil fungere som en helt. Tro mig, hvis du lærer at adskille Skurke- og Heltemad, så vil sygdomme blive væk fra dig. Og endnu en vigtig ting, som du bør implementere i livet, er, at du altid bør spise mad i betragtning af din brand, egenskaber og skavanker. Fordi de ovennævnte tre kvaliteter ikke altid er de samme, er der mange ting, der påvirker det. såsom vejret. Din ild, dyder og defekter forbliver ikke de samme i hver sæson. Vejret Jeg har kun givet ét eksempel, der er mange andre faktorer, der påvirker det. Vi vil forklare detaljeret om Agni, Gunas og Doshas i et kapitel med titlen Learning from Ayurveda.

Min erfaring med madolie

Alle de madolier, der bruges i mad, ser ens ud, men det er det i virkeligheden ikke. Nogle mennesker siger, at madolie er sundhedsskadeligt. Jeg er ikke enig i hans pointe. Men jeg siger også, at madolie er den største fjende af vores helbred. Du tænker sikkert, hvordan kan jeg sige begge ting på én gang. Så det er nødvendigt at forstå den virkelige virkelighed af madolie. Koldpresseolie er medicin. Koldpresse betyder madolie, der ikke er blevet kogt en gang. Bemærk, at den madolie, der ligger i dit køkken, også er blevet kogt én gang. Det er en anden sag, at du ikke kender til det endnu. Den madolie, der er blevet udvundet ved koldpresseprocessen, er den eneste olie, der ikke er blevet kogt. Hvis nu olien, der ligger i dit køkken, udvindes ved koldpresseproces, så vil den også fungere som medicin. Nu er den virkelige historie, at jo flere gange olien koges, jo mere gift er den. Olien, der ligger i dit køkken, er kun blevet kogt én gang, så du behøver ikke bekymre dig, men hvis du bruger koldpresse, vil det være meget bedre for dit helbred.

Men ved du, hvor mange gange den olie er blevet kogt efter at have gået på markedet og spist stegte ting, selvom jeg siger 1000 gange, er det mindre. Fordi den olie aldrig ændrer sig, koger han den samme kogte oliebar igen og igen og igen, indtil den løber tør. Du spiser ikke noget mad ved at gå på markedet, men spiser gift. Bare du ikke ved, hvorfor dette er langsom gift, det ødelægger langsomt helbredet, så du vil aldrig være i stand til at gøre det. Tyven er til stede blandt jer, bare I ved det ikke. Begge olier ser ens ud med øjnene, så stol ikke på øjnene, men der er én ting, der kan finde ud af, det er cellerne i din krop. Jeg garanterer, at vores krop genkender enhver rigtig og forkert mad, men vi bliver bedt om at være opmærksomme på kroppen. Du ser en mediterende person ved at fodre ham med den forkerte mad, han vil i en knivspids fortælle om den pågældende mads Positivitet og Negativitet. Du tænker sikkert, at jeg vandrer fra emnet. Nej, meditation betyder, at meditation er en del af sundheden. Derfor vil du i denne bog, sammen med viden om mad, også få reglerne for Ayurveda og versene fra Bhagvat Gyan, dvs. Bhagwat Geeta. Og lad mig forsikre dig om, at disse tre bidrager fuldt ud til dit helbred. Jeg vil ikke skrive noget forgæves i denne bog.

Du vil se positiviteten og negativiteten ved olie i de næste emner. I Liver Cleanse Topic vil du blive klogere på oliens positivitet, og i My Experience on Fast Food Topic vil du se negativiteten ved olie.

Min erfaring med fastfood

I oktober 2020 ville jeg gøre en ny oplevelse, hvordan fastfood påvirker vores krop. Når alt kommer til alt, hvad er der i fastfood, der skader vores krop, det er jo selve maden, hvordan kan det skade vores krop. Da jeg tog alle disse spørgsmål, begyndte jeg at spise fastfood. Den dag jeg spiste fastfood, mens jeg sov den nat, én ting løb blodet meget hurtigt i min krop, for det andet var jeg ikke i stand til at trække vejret på den bedste måde, da jeg plejede at tage den på den bedste måde på den anden. dage. Hvis du ikke er i stand til at forstå, hvad jeg har sagt, vil jeg forklare med et andet eksempel. Har du nogensinde været i Himalayas bakker, når vi når disse bakker, hvor vidunderligt vi trækker vejret, hele kroppen føles let, og sindet er fyldt med glæde, hvorfor sker det, du ved, din Hele rene ilt går i kroppen, i overflod, er den tredje negativitet ikke renset ordentligt, og du kender bivirkningen ved ikke at rense maven ordentligt, at 90% er døren til sygdom.

Går du indenfor i Fast Food, får du ting. For det første er de fleste fastfood lavet af maida- og grammel. Problemet med manda er, at det går i dvale i maven, jeg mener at sige, at maven ikke er ren, fordi den stikker i selve tarmene. Besan laver gas, og du ser gassens kraft lige fra begyndelsen af denne bog. Den samme gas fik mig til at rejse indtil Thyroid Ubalance. Og to års smerte hver for sig. Det andet problem med fastfood er, at olien, den er lavet i, er blevet kogt flere gange. Jo mere olien koges, jo mere gift bliver den. Hvad jeg har beskrevet ovenfor, at åndedrættet stopper, det er på grund af denne beskidte olie.

Lær af Leverrens

Her vil jeg fortælle en unik metode til leverrensning. Her har jeg ikke valgt emnet leverudrensning for at fortælle dig, hvordan man laver leverudrensning, men jeg har valgt dette emne for at vide, hvordan koldpresseolie virker som en medicin.

Så jeg lavede denne leverrens, og hvilken fysisk positivitet jeg så efter leverrens, vil de også diskutere.

Jeg lavede denne leverrens omkring eller omkring november 2020. Det kræver tre ting. Den ene Epsom-salt, den anden ekstra jomfruolivenolie, den tredje appelsin- eller mandarinjuice, dvs. citrusfrugtjuice. Vi skal drikke det efter os selv. Lad os sige, at min vægt er 60. Jeg spiste hvad som helst efter kl. Ved 6-tiden om aftenen drikker jeg 12 gram epsomsalt blandet med 250 ml vand. Ved 8-tiden om aftenen drikker jeg 12 gram epsomsalt blandet med 250 ml vand. Smagen af epso-salt er meget mærkelig, den drikkes ikke, den drikkes i et enkelt slag. Kl. 22 drikker jeg 120 ml citrusjuice blandet med 120 ml ekstra jomfru olivenolie. I en halv time sover jeg på den side, som er Lever altså på højre side. Efter det, efter en halv time, lægger jeg mig til at sove på siden efter min komfort. Jeg går også på toilettet to-tre gange om natten, hvor min mave bliver renset to-tre gange. Ved 6-tiden om morgenen drikker jeg 12 gram epsomsalt blandet med 250 ml vand. Ved 8-tiden om morgenen drikker jeg 60 ml ekstra jomfru olivenolie blandet med 60 ml citrusjuice og sover på højre side i en halv time. Klokken 10 om morgenen igen drikker jeg 12 gram epsom salt blandet med 250 ml vand. Her er min leverudrensning overstået. Nu vil jeg fortælle, hvad jeg fandt ved at gøre dette. Efter leverudrensningen er overstået, går jeg på toilettet cirka 4 til 5 gange, hvor min mave bliver renset lige så mange gange. Der kommer noget affald ud af kroppen. En af dem kom ud af en grøn farve. Jeg følte mig meget let. Om aftenen træner jeg dagligt, hvor jeg også laver push ups. Tidligere, da jeg plejede at slå Push Ups, begyndte min ånde at blive oppustet, og der var en lille smerte i mit bryst. Men i dagens øvelse var begge disse ting forsvundet. Og indtil dato er der heller ingen smerter i mit bryst, og vejrtrækningen er også i bedste fald. Min fordøjelse var blevet meget god. Selvom du ved, at der var gået omkring 9 til 10 måneder, selv efter jeg var på diæt, og jeg fik så meget udbytte af den slankekur, at jo mere jeg skriver, jo mindre får jeg. På trods af denne fordel, var jeg i stand til at mærke fordelene ved Liver Cleanse meget godt.

Nu vil jeg fremlægge den viden, som jeg har fået fra Liver Cleanse, foran dig. Koldpresseolie renser nervesystemet. Forsvinden af milde brystsmerter og åndenød var et bevis på, at mine nerver var blevet fuldstændig.

På denne måde er Oil Villain og Oil is Hero. Olien, der koges igen og igen, er Villain og koldpresseolien, dvs. som ikke er blevet kogt en gang, er helten. Koldpresseolie trækker snavset fra kropsdelene og bringer det ud af kroppen.

Kære læsere, jeg har diskuteret leverrensning for at vise vigtigheden af koldpresseolie. Selvom det var nemt for mig at gøre det, men stadig hvis nogen vil gøre det, så gør det under opsyn af en erfaren person.

Kære læsere, jeg skriver denne bog i august 2022, og i dag har jeg fulgt min kost i næsten to år og syv måneder. I løbet af disse to år og syv måneder har jeg lavet mange ændringer i min kost. Efterhånden som behovet opstod, kom ændringerne også. Nu vil jeg diskutere med dig hele min ændrede kost, som jeg ændrede måned efter måned. Det vil du kunne lære meget af.

Hvad er sygdom?

Lad mig dele med dig den sygdom, som jeg er nødt til at kende fra mit livs erfaring. At stoppe er en sygdom. Hvad er det, der stopper, og hvem stopper, og hvor stopper det? Det er alt, du behøver at vide. Denne sygdom kan ikke engang røre dig. Der er tre blokeringer i vores krop. Disse tre forhindringer er uafhængige i sig selv. Det vil sige, at der kan være en sammenhæng mellem disse tre blokeringer, og disse tre blokeringer kan også fungere selvstændigt. I dette, hvad jeg skriver tidligere, er dets betydning mere end de to andre, men alle tre har lige stor betydning. Den første blokering opstår i nervesystemet. Her skyldes forhindring to årsager. Den første er den høje mængde sukker i blodet. Sukker er klistret, klæber. Hvis der er for meget sukker i blodet, vil blodet ikke kunne flyde godt. Der er omkring 5,5 liter blod i vores krop. Vores hjerte pumper blod fra hjertet til kroppen omkring 72 gange i minuttet. Når han pumper én gang, sender det 70 ml blod. Det betyder ganske enkelt, at mængden af blod i vores krop cirkulerer i hele kroppen på kun et minut. Med andre ord kan vi sige, at 5 liter blod cirkulerer 1400 gange i hele kroppen på 24 timer. Ud fra alle disse ting må du have lært vigtigheden af at rense blodet. Jeg tror ikke, du vil holde blodet beskidt længere. Det andet snavs er forårsaget af olie i blodet. Når kogt olie ophobes i nerverne og producerer blokering. Hjertet og hele kroppen må bære hovedparten af disse to typer snavs, der samler sig i nerverne. Hjertet skal arbejde hårdere for at pumpe blod gennem hele kroppen. Hvis jeg får dig til at udføre mere arbejde end din kapacitet, hvad vil der ske, det vil kun ske med dig, det sker med hjertet. Du skal have forstået den grundlæggende kilde til hjerterelaterede sygdomme. Den direkte forbindelse mellem blodtryk og kolesterol er med hjertet.

Den anden blokering opstår i fordøjelsessporet. Den første blokering er, hvis din gas stopper, det vil sige, at der dannes gas i maven, men du ikke er i stand til at fjerne den. Hvad skal man sige om dette, hvis gas stopper, og hvis han ikke løser det, så begynd at tælle sygdommene i kroppen. I dag skriver jeg denne bog, det er kun på grund af denne gas. Den viden, jeg har fået i dag, skyldes ikke at kunne fjerne denne gas. Når gassen ikke er i stand til at komme ud af kroppen, bliver den ved med at cirkulere i kroppen og forårsager betændelse i kroppen. På grund af hvilket fordøjelsessporet bliver svagt. Derefter fordøjes ingen af maden. Og hvis maden ikke fordøjes godt, så kommer den ikke ud. Det vil sige, at maven ikke bliver ren. Så nu begynder den anden forhindring også. Den første blokering er gas og den anden blokering er ikke-udrensning af maven. Hvis du nu ikke finder en løsning på dem, så begynd at gå rundt på hospitaler og klinikker.

Den tredje blokering er i vores sind. Hvis du sidder med noget i tankerne, så ved du, at dit sind er blevet et offer for forstoppelse. Dette er ikke forstoppelse af maven, det er forstoppelse af sindet. Du ved godt, hvad der sker på grund af forstoppelse.

Min erfaring med hjemmemælk (hjemmeko ellerBøffel Mælk)

Efter 8 måneders start på diæten begyndte jeg at eksperimentere med mange fødevarer. Blandt alle disse måltider var den ene mad, som jeg stadig skulle eksperimentere med, hjemmelavet mælk. Min situation skyldtes den mælk, der var tilgængelig på markedet. Det var et bevis i sig selv på, hvordan mælk påvirker vores krop. Efter lang ventetid fik jeg en chance for at tage til landsbyen angående et bryllup i maj 2021. Der er en ko og en bøffel hjemme hos mig i landsbyen, og på det tidspunkt plejede begge at give mælk. Her vil jeg fortælle dig oplevelsen af mælk fra både ko og bøffel. Først og fremmest drak jeg rå mælk, det vil sige instant mælk. Denne mælk fordøjes som vand, der er ingen gas eller surhed af nogen art. Set efter at have drukket mælk af både ko og bøffel. Det var 100% mælk, dvs. der blev ikke tilsat vand til det. Det andet eksperiment jeg lavede var at drikke kogt mælk, det blev også fordøjet godt, det eneste negative der kom til syne var at det at drikke kogt mælk giver gas. Udover dette indtog jeg ostemasse, smør osv., som alle havde positive resultater. Køer og bøfler tages dagligt til vores hus til græsning. Hvor hun græsser det grønne naturgræs. Græsset er helt naturligt, hvor der ikke er tilsat gødning og sprøjtegifte. Selv i dag, hvis jeg tager markedsmælken, skaber den surhed, og dens surhed skal lide under to dage. I disse to og et halvt år har jeg eksperimenteret mange gange på markedets mælk, men resultatet kommer altid det samme, som jeg i øjeblikket bor i et byområde i Nordindien.

Jeg vil kun sige én ting, hvis du bor i et byområde, så stop med at indtage mælk, fordi at drikke mælk øger vægten, og aktiviteten for folk, der bor i byer er også mindre, er det mest officielt arbejde udført, så hvis du bor i byen. drikker du mælk, vil den ene øge din vægt og for det andet er der ingen garanti for mælkens renhed. Husk på, at ingen maskine i verden kontrollerer madens renhed undtagen din krop. Vores krop er den største tester. Hør det Hvis du er opmærksom, vil din krop fortælle den rigtige og forkerte mad.

05. februar 2020 Diæt begynder (base)

(Jeg vil ikke kalde det Modifikation, men jeg vil kalde det Foundation) Fordi det er Basen, er et kapitel af mit liv startet herfra.

1. Spiste kun salat hele dagen.
2. Gjorde lavementer de første 10-12 dage.
3. Spinat og tomatjuice tidligt om morgenen
4. Til aftensmad plejede jeg at tage mad med hjem, dal, ris, roti og grøntsager med tadka og krydderier (middagen var forkert for mig, hvilket jeg rettede senere)

(Jeg stoppede mælk og alle produkter relateret til mælk, forarbejdet mad (forarbejdet mad betyder, faktisk den mad, der var der, er der ikke længere, fordi der er lavet en ny ting ved at blande mange ting i den og pakket ved at tilføje konserveringsmidler, så det holder længere.Vi mennesker synes, vi har gjort det rigtig godt ved at lave forarbejdet mad, men jeg har vidst fra min livserfaring, at vi endnu ikke har hjerne nok til at lave god mad til kroppen. Naturen har dette sind og dette forbereder alt den bedste mad til vores krop), holdt jeg helt op med at tage den.)

(Klokken er to om natten, i dag kunne jeg ikke få tid på dagen, så jeg skriver om natten, så kontinuiteten forbliver, jeg tror på, at hvis jeg ikke opretholder kontinuiteten, så vil jeg aldrig kunne at fuldføre denne bog i livet) Hvis nogen spørger mig, hvilken egenskab der er den bedste i dig, så vil jeg svare, at jeg ved Guds nåde kan udføre ethvert arbejde kontinuerligt, selvom jeg gør det meget langsomt. Selvom jeg skriver den ene side hver dag, skriver jeg. Nå, i dag sov jeg først klokken ni om natten, så jeg har allerede fået fire timers søvn, efter at have skrevet to timer vil jeg gå i seng igen. Så kære læsere, konsistens er et fantastisk våben til succes, tag det med i dit liv.

Første (1.) ændring i kosten - marts, april 2020

1. Om morgenen en grøn saft af bitter græskar.
2. Spis kun frugt og salater hele dagen.
3. Forbrug af hirse i aftensmaden.

(Der er sket en stor ændring her, tidligere plejede jeg at spise linser, roti, ris til aftensmaden, som jeg stoppede og begyndte at spise hirse.)

Anden (2.) Ændring i Kosten

1. Om morgenen en grøn saft af spinat eller bitter græskar.
2. En frugt hovedsageligt papaya.
3. Hirse om middagen
4. Hirse i aftensmaden også

(Den store ændring her er, at Millets, (Simple Khichdi) begyndte at spise to gange)

Tredje (3.) ændring i diæt - efter 8-10 måneders diæt

1. Om morgenen en grøn juice * af spinat.

2. En frugt om morgenen, hovedsagelig papaya.
3. Hirse om eftermiddagen kl. 14.00.
4. Økologisk jordnødde fra 50 gram til 100 gram (opblødt) omkring kl.
5. Hirse til aftensmad.

(Her begyndte jeg at spise økologiske peanuts ved at lægge dem i blød i god mængde, fordi mit fordøjelsessystem var blevet enormt efter at have fulgt diæten på 8-10 måneder)

* Bruges til at putte amla med spinat og tomat i grøn juice, fordi vinteren var kommet, og amla var let tilgængelig på markedet, og tilsætning af stikkelsbær renser maven bedre.

Fjerde (4.) ændring i diæt - efter 12-13 måneders diæt

1. Om morgenen en grøn saft af spinat eller bitter græskar.
2. En frugt om morgenen hovedsageligt papaya, melon melon i april, maj.
3. Hirse en time efter at have spist frugt
4. Hirse om eftermiddagen
5. Aftenopblødte økologiske jordnødder.
6. Hirse til aftensmad

(Hovedvariant, jeg begyndte at spise hirse 3 gange)

Femte (5.) Ændring i Kosten

1. En grøn juice om morgenen
2. En frugt om morgenen hovedsageligt papaya
3. Hirse med kogte grøntsager en time efter at have spist frugt.
4. Eftermiddags hirse med grøntsager
5. Aften gennemblødte jordnødder
6. Middagshirse med grøntsager

(Den største ændring her er, nu er jeg begyndt at spise kogt tadka og krydrede grøntsager)

Sjette (6.) Ændring i Kosten

1. En grøn juice om morgenen
2. En frugt om morgenen hovedsageligt papaya
3. Eftermiddags hirse med grøntsager
4. Aftenopblødte økologiske jordnødder.
5. Middagshirse med grøntsager

(Tidligere plejede Millets at spise tre gange i kosten, begyndte at spise her to gange, her lærte jeg én ting, dem der ikke udfører fysisk arbejde (hårdt arbejde), de skulle kun lave kogt mad to gange. Jeg havde set i hele mit liv at min bedstefar kun spiste kogt mad to gange)

Syvende (7.) ændring i kosten - omkring december 2021 til april 2022

1. En frugt om morgenen er hovedsageligt papaya, hvis det er april eller maj så vandmelon og melon
2. Eftermiddags hirse med grøntsager
3. Aftenopblødte økologiske jordnødder
4. Hvede roti med grøntsager til middag.

(Der er to hovedændringer, den ene holdt op med at tage grøn juice, den anden hovedændring var at spise hvedebrød i omkring fire til fem måneder, som stoppede, så snart sommeren startede.)

Ottende (8.) Ændring i Kosten

1. En frugt papaya om morgenen
2. Eftermiddags hirse med grøntsager
3. Aftenopblødte økologiske jordnødder
4. Middagshirse med grøntsager

(Hirse begyndte at spise to gange og stoppede med hvedebrød)

Niende (9.) ændring i kosten - august 2022 - Det vil sige, mens du skriver denne bog, kost

1. Papaya om morgenen
2. Tre eller fire bananer efter en time
3. Om eftermiddagen hirse med grøntsager
4. Aften jordnødder gennemblødt i vand fir 8 timer.
5. Middagshirse med grøntsager

(Ændring i tidspunktet for at spise papaya, den anden vigtigste ændring er at spise banan tidligt om morgenen, omkring klokken 10)

Bemærk - Mens jeg er på slankekur, er mit opholdssted Nordindien, jeg fortæller bopælsstedet, fordi stedets effekt er på maden. Fordi temperaturen, luftfugtigheden, vejret, to forskellige steder kan være forskellige på samme tid, og alle disse har en effekt på maden. Vælg derfor mad efter din brand, egenskaber og skavanker.

Kapitel 3
Lektioner fra Ayurveda

Jeg begyndte at studere Ayurveda fra november 2020. Det vil sige efter 10 måneders start på diæten. Indtil dette tidspunkt havde jeg ingen viden om Ayurveda. Mine problemer blev kureret med 95% i disse 10 måneders diæt. Der er en særlig ting ved Ayurveda, som jeg oplevede, Ayurveda kan udmærket forstås af en person, der har lidt af gas og surhed. Andre mennesker kan aldrig forstå Ayurveda. Det er der en grund til. Hvis jeg siger, at 60-70% af sygdommene i hele verden er født af gas, så er du enig. Lad mig også antage, at du forstår dette, også fordi du læser denne bog, så står du et eller andet sted også over for gas og surhed, så du må have kendt gassens kraft, men en person i hvis mave der produceres gas, og den tager det også ud, de mennesker af den anden kategori, hvis mave ikke producerer gas, selvom en sådan person kun vil få én ud af tusinder. Fordi det er umuligt at opnå nul gas uden viden. Her mener jeg med viden mad. Rigtig og forkert mad. Hvilken mad producerer gas, og hvilken mad producerer ikke gas. Derfor kan styrken af gassen kun kendes af den, der har modstået gassen. Og den, der har lidt gas og surhed, vil forstå den komplette Ayurveda. Fordi al Ayurveda er baseret på gas, surhed og slim. Og det er helt rigtigt, at 90 % af verdens sygdomme kommer ind under dem. Lad os forstå gennem et eksempel. Jeg vil give mit eget eksempel. Mine problemer starter på grund af gasstagnationen. På grund af ophøret med denne gas var surhedsgraden, skjoldbruskkirtlen, flatulens, søvnløshed, rastløshed og mit kolesteroltal også passeret 200. Hvis der gik et par dage mere, ville kolesterolmedicin også starte. Og hvis jeg ikke havde rettet det i dag, så havde der været en række sygdomme. Hvad er kilden bag alt dette, gassens ikke-passivitet. Ayurveda ved, hvor dens rod er, men nutidens Allopati-verden ved ikke sådan noget. Ved ikke eller ønsker ikke at vide, du tænker over det. Jeg er meget ked af, at en ayurvedisk læge praktiserer allopati. Måske har Ayurveda aldrig forstået. Ellers er der ingen grund til at praktisere Allopati.

Principper for Ayurveda

Princippet i Ayurveda er, at hvis de fysiske skavanker er jævne, så er der sundhed, hvis doshaerne falder eller stiger, så er det usundt. Stigningen i forekomsten af fejl er en sygdom. De tre typer doshas, som hele Ayurveda er baseret på, er Vata, dvs. luftgas, Pitta, dvs. surhedsgrad og Kapha, dvs. slim. Det lyder meget enkelt at høre, men meget svært at forstå. Jeg vil forsøge at flyde denne dydige viden om Ayurveda i dig i et enkelt sprog. 90% af verdens sygdomme kommer under Vata, Pitta og Kapha, så hvis du kender denne viden, vil

90% af sygdommene blive reddet. De resterende 10 % af sygdommene har andre årsager. Såsom bakterier, svampe, virus osv.

Diskussion om de fem store elementer

Vores krop består af fem Mahabhutaer. Jord, vand, luft, himmel og ild. Prithvi betyder mad, vand, himmel betyder tom plads inde i kroppen, luft betyder ilt, som vi tager gennem næsen, ild betyder sollys. Hvis der ikke er sollys, vil der ikke være nogen kropslig organisme på jorden. Derfor er det meget vigtigt at tage ild.

Det er meget vigtigt at tage disse fem Mahabhutaer i afbalanceret mængde. Vi husker kun at tage ét element ud af disse, det er jordelementet. Vi spiser og spiser og spiser videre, hele dagen spiser vi, hver dag spiser vi, og om natten spiser vi og sover. Mit spørgsmål er, hvornår gav du himmelelementet. Akash betyder at holde kroppen tom. Vi spiser korn tre gange om dagen, og det tager lang tid at fordøje korn. De, der udfører arbejdet med fysisk arbejde, kan spise korn 3 gange. Men andre mennesker bør kun spise korn to gange. Snack er en meget dårlig vane, på grund af hvilken Digestive Track altid er travlt. Og fordøjelsessporet får ikke engang en chance for at hvile. Hvordan bliver det, hvis du får dig til at arbejde uafbrudt i 24 timer? Solskin skal indtages. I byer får folk mangel på D-vitamin, grunden til dette er ikke at indtage sollys. Ved ikke at indtage røgelse fordøjes maden dårligt, fordi der mangler ild i maven. På grund af mangel på D-vitamin er optagelsen af calcium ikke mulig, hvorfor knoglerne bliver svage. Frisk luft er tilgængelig i Brahma Muhurta, i parker, i skove, på bakker og i landsbyer osv. Vågn derfor tidligt op om morgenen ved Brahma Muhurta, gå en tur i parkerne osv., besøg bakkede steder, og tilbring også en få dage i din landsby. Efter at have gået til landsbyen, gennemgår min krop metamorfose inden for et par dage. Tro mig, der er forskel på landet og himlen i byen og landsbyen. Vi kan mærke indtil kroppens celle, at det egnede sted for mig kun er, hvor der er ren luft, vi forstår det bare ikke, fordi vi har lyttet nøje til kroppen, hvor vi bor, tanker går et andet sted. Er. Vi spiser ikke engang mad omhyggeligt. Først bliver der taget hånd om en eller to bid, derefter går tankerne et andet sted hen.

På denne måde bør disse fem gode elementer indtages i lige store mængder. Hvis der er overskud og mangel på noget godt element, vil sygdommen starte derfra.

Guna (Kroppens natur og elementernes natur) Chikitsa

Guna-terapi er den medicin, hvori vi skal indtage disse ting eller gøre de ting, som udligner vores øgede defekter. Der er også negativ modsætning til alle positive ting i denne verden. Så hvis den bruges rigtigt, kan den også bruges. Nogle 3 doshas, 6 rasas og fem Mahabhutaer er blevet beskrevet i Ayurveda. Mad er en del af dem, så vi fortæller ikke mad separat. Der er også nævnt 20 kvaliteter i Ayurveda. Disse 20 Gunaer findes i disse 3 Doshaer, 6 Rasos og fem Mahabhutaer. Det er ikke nødvendigt, at alle de 20 kvaliteter af alle kan findes i disse doshas, rasa og store elementer, men nogle kvaliteter vil helt sikkert blive fundet i dem.

Lad os nu gennem et eksempel forstå, hvordan denne egenskab helbreder.

Du ville huske en hændelse, hvor jeg indtog vandmelon og melon i de næste par dage for at afslutte stivheden i maven, hvorved min mavestivhed ophørte, men gassen begyndte at blive mere i maven. Årsagen til overdreven gasdannelse i maven skyldtes tørhed i fordøjelsessporet på grund af indtagelse af vandmelon og melon i løbet af dagen. For at fjerne denne tørhed brugte jeg desi ghee til at fjerne den. Ghee har en kvalitet, som vi kalder alifatisk, og tørhed er det modsatte af alifatisk. Det er det, der er kvalitetsterapi. At erhverve en forværret defekt ved at acceptere en genstand af dens modsatte kvalitet, udligne den defekt er helbredelsen af dyder.

20 ejendomme

1. Guru (Tung) - Laghu (Let)
2. Manda (langsom) - Tiksna (hurtigt, hurtigt)

3. Shit (kold) - Ushna (varm)
4. Snigdha (Uctuous) - Ruksa (Tør)
5. Sleksna (Smooth) - Khara (Rought)
6. Sandra (fast) - Dravya (flydende)
7. Mridu (blød) - Kathina (hård)
8. Sthir (stabil) - Chala (bevæger sig, ustabil)
9. Suksma (lille) - skammel (stor)
10. Vishudha (Ikke slimet) - Pichhal (Slimet)

Egenskaberne ved Vata - ru, kort, kold, hård, subtil, bevægelig, tør, let
Egenskaber af Pit Acid -olieagtig, skarp, varm, let, kødfuld lugtende, sprede sig og flydende.
Kaphas kvaliteter -stabil, stabil, tung, langsom, kold og blød.

Krop lavet af Seven Dhatus

Vores krop består af syv dhatus. Det er følgende.
Rasa (plasma), blod, muskler, fedt, knogle, marv, sukra (reproduktionssystem)
At være lige af disse dhatus er sundt og at være ulige er usundt. Ayurveda taler om balance, og dette system er baseret på det. Overskud og forrådnelse af noget er begge dødelige. Det er derfor, Ayurveda går til roden. Vata, Pitta og Kapha er årsagen til al sygdom. Og dette er også en realitet. Det kan du godt forstå gennem min historie. I hele historien vil du se, at jeg har rettet fejlene. På det tidspunkt, hvor jeg startede diæten, havde jeg dog ikke noget

kendskab til Ayurveda. Jeg starter diæt den 5. februar 2020, og jeg begynder at studere Ayurveda ved at gå i november eller december 2020.

Uanset hvad vi spiser, dannes først saft, så dannes der blod, så muskler, så fedt, så knogle, så knoglemarv, derefter dannes sædceller. Derfor har Shukra Dhatu stor betydning. Spild aldrig Sukra Dhatu.

Nu vil jeg herfra fortælle min egen måde at beholde de tre doshaer Vata, Pitta og Kapha i Ayurveda, som jeg har lært af mine livserfaringer.

Hvis jeg vil beskrive hele Ayurveda, bliver det til en bog på 1000 sider, og du forstår ikke noget. Derfor holder jeg mine oplevelser foran dig i det enkleste sprog.

Der er tre grunde til at have Vata-ubalance. Den første er det akkumulerede snavs i kroppen. Når vi spiser forkert mad og den forkerte mad kommer ikke ud af kroppen og bliver lagret i vores tarme. Dette snavs bliver ved med at generere luft igen og igen. For at håndtere dette problem er vi nødt til at rense vores krop. Følg denne metode til rengøring, lav Klyster to gange i de første syv dage. I de næste syv dage bør lavement kun udføres én gang, det vil sige hver morgen. Jeg har brugt ordet Klyster mange gange, måske nogle mennesker ikke kender til Klyster, så jeg beskriver det på denne måde. Klyster er en æske. Hvori op til 1500 ml vand kan fyldes.

Røret er forbundet til boksen fra den ene side og fra den anden side skal det indsættes i anus. På denne måde kommer vand ned i vores tyktarm. Hold nu vandet i 5 minutter. Vand blødgør den hårde afføring og trækker den afføring ud, der har været frosset i mange år. Bliv ikke overrasket, afføringen havde samlet sig i mange år. Du er syg på grund af dette frosne rod. Klyster er også en gave fra Ayurveda, i Ayurveda hedder det Vasti Kriya. Temperaturen på vandet, du vil putte i, skal være jævn, det vil sige hverken for koldt eller for varmt. Få en grøn juice om morgenen. Grøn juice renser hele fordøjelsessporet. Spis kun frugt og salater hele dagen. Blandt frugterne er papaya godt for maven. Hvis der er surhed, så indtag ikke citrusfrugter som appelsin, mandarin, citron osv. Det er ikke sundhedsskadeligt, men for dem, hvis surhed irriterer dem, dvs. uro. Stop forbruget af korn. Spis frugt og salater hele dagen. Kog og spis Hirse på én gang om natten. Brug ikke temperering og krydderier i hirse. På denne måde bliver kroppen fuldstændig renset.

Den anden hovedårsag til gasdannelse er gasdannende mad såsom rajma, alle typer bælgfrugter, gram, kartoffel, kål, blomkål, radise, mælk og al fastfood, ting lavet af maida, ting lavet af gram mel. Jeg vil gerne instruere strengt, hvis du er plaget af gas, og hvis du indtager nogen af disse ting, så vil der helt sikkert dannes gas.
Den tredje årsag til gasdannelse er tørhed i kroppen. Dette sker kun i én situation, når vi renser kroppen fuldstændigt. Nu skal du ikke sidde nogen steder og

tænke på, at ved at rense kroppen, vil der komme tørhed, ellers vil du aldrig kunne komme dig i livet. Det er meget vigtigt at rense kroppen. Vi har våbnet til at rydde op i uhøfligheden. Og kun erfarne mennesker vil kende dette våben. For at fjerne tørhed, når du koger hirse om natten, tilsæt to til tre skeer ghee og spis det. Denne ghee må kun spises i 10-12 dage uafbrudt. Stop derefter med at indtage ghee. Ghee-arbejdet er slut.

Kære læsere, denne viden er meget værdifuld, det er viden om mine erfaringer. Du får det ikke andre steder, så noter det omhyggeligt og brug det i livet. Så tre hovedårsager til denne gasdannelse. Hvis du følger denne metode, vil du helt sikkert få sejren på gassen.

Der er hovedsageligt to til tre hovedårsager til dens dannelse af Pita, dvs. surhedsgrad. Den første hovedårsag er gas. Du må tænke, hvordan gas kan lave syre. men det er sandt. Alt, hvad jeg fortæller, er viden om erfaring. Den person, hvis gas bliver forkælet, og han er ude af stand til at fjerne gassen. Hans gas bliver ved med at cirkulere i hele kroppen.

Den samme gas kommer ind i den roterende mave. Maven mærker, at der er kommet noget fordøjeligt, og maven begynder at frigive syre. På denne måde, selvom du ikke spiser noget, bliver der dannet syre i maven. Derfor, hvis syre begynder at dannes på tom mave, ødelægger det det øverste lag af maven. Læger kalder disse tilstande som gastritis og H

Pylori-infektion. Det er intet andet end surhed, som ødelægger din mave dag for dag. Jeg har arbejdet inden for dette felt i de sidste to år, og jeg har hundredvis af sager relateret til dette problem, hvor folk har spist H Pylori Kit fire gange, men deres problem var der. Men ved at ændre din kost gennem denne simple diæt, kontrollerede du kun din surhedsgrad og helt eliminerede Gastric, H Pylori. Jeg vil gerne nævne en af disse sager, som arbejder i det indiske flådehold. Han led af dette problem i mange år. Han brugte lakhs af rupees og gik rundt på mange store og store hospitaler. De dage, hvor jeg talte med ham, var han stadig på hospitalet. Han havde ikke opgivet nogen metode. Det være sig Allopati, Ayurveda, Homøopati osv. I allopati havde han spist H Pylori Kit mange gange. Under samtalen forklarede jeg ham roden til problemet. For jeg havde selv stået over for dette problem, så jeg kendte også hele historien om det. Han begyndte at følge diæten og er helt rask i dag. Faktisk forstår vi mad meget let, vi glemmer, at denne krop er lavet af den mad. Så kroppen bliver som den mad, du tager. Der er mange mennesker, der er sluppet af med dette problem ved at ændre deres kost. Det er kun et spørgsmål om i går, at en person, der bor i Australien, har det samme problem. Har fulgt denne diæt i de sidste halvanden måned, og de har fået lindring op til 70-80%. Han valgte selv denne diæt, han var træt overalt. Han har taget al medicinen. Sidst han blev fodret med H Pylori Kit, kunne han kun gennemføre det i tre dage. Reaktionen af denne medicin var sådan, at hans hjerteslag steg, og han begyndte at gå ud på egen hånd. Nu ønsker de ikke at se tilbage som Allopati-medicin. Sådan som han er kommet sig på halvanden måned, har han fået en idé om, at hvis han følger denne diæt i 8-10 måneder, så har han det helt fint.

Taler om reaktionen af H Pylori kit, der er en anden sag, det er efter tre til fire dage siden, at han arbejder i et multinationalt selskab fra Gurgaon. Han sagde, at jeg er blevet fodret med Doctor H Pylori Kit mange gange. Hvis han besøgte en anden læge, skrev han også den samme medicin, nu siger han, at jeg vil dø, men jeg vil ikke spise denne medicin. Fordi reaktionen af denne medicin er så alvorlig, at det ikke er let at bære den. Faktisk er en af disse lægemidler Clarithromycin, det er bare Culprit. I det H Pylori Kit er der en reaktion på grund af denne medicin. Når han taler om Australiens tilfælde, må han sige. Mit hjerteslag er stadig ikke så normalt som før.

Mad er den tredje hovedårsag til forværringen af pitta. Den mad, der laver surhed, er mælk og alle slags bælgfrugter. Bemærk, at jeg ikke har nævnt alkohol og ikke-grønt nogen steder, fordi jeg allerede har antaget, at ikke-grønt er hverken noget for os at spise, og alkohol er heller ikke noget for os at drikke. Derfor bliver de ikke nævnt nogen steder. Hvorfor skal jeg tale om det, der ikke er vores mad og drikke? Den næste ting, der forårsager syre, er te og kaffe. Begge disse laver enorme syrer. Bemærk dem og gem dem. Så længe du ikke lider af surhed, så spiser du mælk og bælgfrugter ved at trykke, der er ikke noget problem, men så snart din surhedsgrad bliver værre, begynder de begge også at lave syre. Forbruget af alle disse bør stoppes i surhedsgrad.

En anden oplevelse relateret til pitta vil jeg gerne dele med dig, at hvis vandet i dit sted ikke er rigtigt, så vil dette vand gøre arbejdet med at lave surhed. Kog vand og drik det. Hvis du følger den af mig nævnte diæt, så vil der ikke være behov for at tage vand separat i den, frugt og salater indeholder kun 95% vand.

Det er ikke nødvendigt at behandle gas og surhed separat. Hærder du selve gassen, hærdes surhedsgraden automatisk. Fordi surhed er forbundet med selve gassen. Ja det tager tid. Derfor skal du tåle noget surhed i den tid, det vil tage. Så snart du starter diæten, vil din surhedsgrad blive reduceret til 70-80%. Du kan bruge indisk Mishri i dette, når du føler en brændende fornemmelse. Mishri reducerer surhedsgraden med det samme. Det tager 7-8 måneder for surhedsgraden at blive fuldstændig kureret af denne diæt, som min egen erfaring, så skynd dig ikke og følg kosten med fuld oprigtighed. På denne måde, hvis du fortsætter med at følge diæten med fuld oprigtighed, så kommer din gamle krop tilbage. Vær særlig opmærksom på én ting, når surhedsgraden bliver gammel, så følger kroppen det som en regel og samtidig med at der laves syre i dag, vil den samtidig lave syre i morgen, på den måde hæver syren sig over maden , Og automatisk begynder kroppen at lave syre. Under

disse omstændigheder begynder selv negative tanker at blive sure, jeg fortæller dig alt dette fra mine egne erfaringer. Bare ved dette, at alle problemer er kureret, tro ikke, at denne syre vil vare livet ud. I dag har jeg ikke kun min erfaring, men også erfaring fra tusindvis af andre mennesker. Jeg arbejder inden for dette felt fra de sidste to år.
Kosten er der, har jeg diskuteret i detaljer i de foregående kapitler.

Indtil videre har jeg talt om to doshas af Ayurveda, hvis du kan kontrollere disse doshas, så tro mig, du vil kontrollere 70-80% sygdomme i verden.

Nu vil vi diskutere om Kapha, den tredje dosha af Ayurveda.
Kapha- Viskøs, kold, tung, alifatisk, sød. Alle disse er egenskaber af Kapha. Hvis Kapha skal helbredes, så skal ting med modsatte egenskaber spises. Hvis du spiser mere slik, så vil slimet stige. Selvom du spiser koldt, vil slimet øges. Spise ghee vil øge slim. Selvom du drikker mælk, vil den vokse. Så indtag dem ikke i tilfælde af øget slim. Kroppen skal holdes tom. Der skal drikkes varm drik, hvori nelliker, sort peber osv. Astringerende og krydrede ting skal indtages. Fordi kvaliteten af Kapha er sød, og det modsatte af sød er krydret og astringerende. Bitter græskar juice og stikkelsbær bør indtages. Ved at indtage røgelse smelter slimet, og det kommer ud af kroppen. Kapha er kold og Sol er varm, så de er modsat hinanden. Det var en slags healing. Den samme kost vil virke ved hostesygdomme, som jeg

har fortalt for gas og surhed. Bare her skal du bruge din intelligens lidt, fordi kvaliteten af slim og gas er kold og kvaliteten af syre er varm. Hvis du starter denne diæt om vinteren, så kan hirse spises mere. Hvis du starter denne diæt om sommeren, så spis frugt og salater hele dagen og spis hirse en gang om natten. Hvis der er noget problem med at spise frugt og salater i problemet med slim, kan du tage Millets to eller tre gange. I øvrigt er der ikke noget problem, for i de sidste to år har mange mennesker kureret deres slimrelaterede problemer gennem denne diæt.

Så dette var min oplevelse af at balancere Vata, Pitta og Kapha dosha, som jeg delte med dig.

Ritucharya (sæson)

Ifølge Ayurveda og min erfaring kan vi ikke spise den samme mad hele året. Fordi ilden, der fordøjer mad, sidder inde i os, forbliver den ikke den samme hele året, så hvordan kan vi spise den samme mad hele året. Jeg har en oplevelse, i regntiden bliver min ild meget mindre. Min appetit falder også tilsvarende. Jeg reducerer mængden af min mad. Hvis jeg ikke gør dette, er jeg sikker på at blive syg. Bare denne lille forskel gør en person syg og rask. En klog mand spiser altid efter sin ild og sult. Men en uvidende person ifølge uret, i henhold til den mængde, der serveres på tallerkenen, og hvis maden er velsmagende, så vil han spise det selv med en slurk.

Det regner i disse måneder juli, august, september. Og dette er også måneden for syre. Problemet med surhedsgrad er mere i disse måneder. Du skal huske, at mine problemer blev værre i august 2018, og det var surhed. Kunne ikke genkende den surhed. Fordi før dette har jeg aldrig stået over for problemer i livet, surhed og forstoppelse, jeg vidste ikke engang, hvad det er. Ayurveda accepterer også, at Pitta akkumuleres i løbet af disse måneder. Tilsvarende øges slimet om vinteren og bliver deformeret. Deformiteten vil opstå, når du tager hosteforstærkende genstande. Hvis du tager mad med modsatte kvaliteter af Kapha, vil Kapha forblive jævn. Men ikke hvornår vi vil spise det, når vi vil have viden om, at hvilke doshas stiger i hvilke årstider og med hvilken mad disse skavanker mindskes. Derfor spiser en klog mand med måde og holder sine fejl i balance og forbliver således sund hele livet.

Dincharya (Daglig rutine)

Ligesom doshaerne falder og stiger i forskellige årstider, forbliver alle dagens doshaer på samme måde ikke de samme. Jeg kan huske, at der var engang, hvor min mave plejede at pustes op som en ballon. Tiden for flatulens plejede at være mellem klokken 4 og 6. Vindens tid er dagens sidste vagt, og nattens sidste vagt. Pitta-tiden er midt på eftermiddagen og midnat. Jeg vil også gerne dele en hændelse her. Du vil huske, at jeg et sted havde nævnt, hvordan jeg plejede at stå op midt om natten og spise min mad. Nå, hvem spiser ved midnat, det var min tvang at spise mad. Ikke at jeg plejede at gøre det af hobby. Ved midnat begyndte der at dannes surhed i maven, og han plejede at tage mad for at undertrykke og berolige den samme pitta. Nogle gange drak jeg også kold kold mælk. Så det er helt rigtigt, at tidspunktet for Pitta er midt om det er midt på dagen eller midt om natten.

Kaphas tid er begyndelsen af dagen og begyndelsen af natten, dvs. morgen og aften. På denne måde, når vi kommer til at vide, at på hvilket tidspunkt på dagen, hvilken dosha stiger eller falder, vil du spise i henhold til disse defekter.

Jeg vil ikke tale om ayurvedisk medicin, fordi min erfaring er, at frugt og grønt har alle medicinske egenskaber. Jeg har helbredt alle mine sygdomme ved kun at indtage frugt, salater og hirse. Og nu er erfaringen fra tusindvis af andre mennesker også føjet til denne min oplevelse. Fordi jeg arbejder inden for dette felt fra de sidste to år. Bemærk, at jeg ikke fortæller, at ayurvedisk medicin skal være ubrugelig. Hvis man ønsker det, kan man også indtage dem, for ayurvedisk medicin er helt naturlig, naturens gave, og naturlige midler er gavnlige.

Langhanam Param Aushadham (faste er den bedste medicin)

Langhanam betyder faste. Det siges i Ayurveda, at Langhanam Param Aushadhaam, det vil sige faste, er den største medicin. Og det er også rigtigt. Man har set, at folk spiser mad uden sult. Kroppen har ikke brug for mad, men spiser den alligevel. Kigger på uret og spiser. Man skal spise tre gange på en hel dag, uanset om der er sult eller ej. Det er også en hovedrod til sygdomme. Når mad spises uden sult, er gastritis allerede bremset, og når mad spises uden sult, bliver den langsommere. Vi stopper ikke her, men nu er der også snacks, te, samosa, jalebi, kiks, namkeen chips osv. Alt dette spises separat efter presning tre gange om dagen. Sådan fungerer vores krop 24 timer i døgnet. Hvorimod undtagen nogle dele af kroppen har alle andre organer brug for hvile. Lad os forstå gennem et eksempel. Antag, at du er chauffør, og lad mig fortælle dig, at du skal køre uafbrudt i de næste tre dage. Du bør ikke engang sove i løbet af disse tre dage. Der er alle muligheder for, at du kommer ud for en bilulykke. Det samme er tilfældet med dele af vores krop. De har også brug for hvile. Langhanam betyder faste, der giver hvile. Helingsprocessen accelereres under Langhanam. Ekstra glucose absorberes. Det ekstra fedt begynder at smelte. Uanset hvad der er ekstra i kroppen, balancerer Langhanam det. Jeg tager mig særligt af Langhanam. Udformningen af min kost er sådan, at den bliver sprunget over i selve kosten. Frugter, salater og hirse fordøjes meget hurtigt. På denne måde, når tingene er fordøjet hurtigt, vil kroppen forblive tom resten af tiden og opfylde sine helbredelser og rette op på ubalancerne.

Klyster

Enema, som jeg allerede har beskrevet i detaljer. Klyster er Ayurvedas gave, som vi nu kender under dette navn i den moderne æra.

Triphala

Triphala består af tre frugter. Amla, Haran og Bahera. Det skal bruges i dette forhold Amla 3-forhold, Haran 2-forhold og Bahera 1-forhold. Dette forhold er til rensning af maven. Der er en beskrivelse af forskellige proportioner i forskellige sygdomme i Ayurveda. Amla er en af de få frugter i verden, hvori i alt fem juicer findes. Smagen af Amla, Haran og Bahera ser næsten den samme ud. Triphala fungerer som et rensemiddel. Det renser fra fordøjelseskanalen til nerverne.

Men lavement, grøn juice, frugt, salat og hirse gør det samme i min kost. Så der er ikke behov for Triphala. Alligevel, hvis nogen vil tage det, kan han tage det, for det er helt naturligt.

Detaljerede oplysninger om hirse

Her får vi følgende information om Hirse

Hvad er Millet, hvad er dets fordele, hvor mange typer er der i alt, og navne på engelsk.

Hirse er vores eget lands korn. Som blev spist i overflod i alle Indiens stater for omkring 40 år siden. Men nu er det kun et meget begrænset antal mennesker, der bruger det. På grund af hvilket dette korn, som om det var forsvundet. Men sundhedsmæssigt er det mange gange bedre end ris og hvede. Jeg roser det først efter at have indtaget det direkte. Jeg har lavet meget dyb research om dette korn. I ved alle, at jeg kun spiser hirse i korn. Fiber er i afbalanceret mængde i hirse fra omkring 7% til 12%. Det er meget vigtigt at have fibre i vores mad, fordi fibre ikke kun renser nerverne, men også fordøjelsessporet. Vi ved godt, at 80-90% af verdens sygdomme passerer gennem maven. Hirse tager sig af maven. Uanset hvilke andre korn vi spiser, er mængden af fibre i dem meget mindre eller kun nominel. For eksempel er der kun 0,2 % fibre i ris og 1,2 % fibre i hvede. Vi fjerner også de fibre, der er i hveden, ved at flytte dem gennem en sigte. Her taler jeg om klid. Brød spist uden klid sætter sig fast i vores tarme. Og det er her, sygdommen begynder. Dette er roden til gas, surhed og forstoppelse.

Hirse er et ikke-surt korn. Den person, der har surhed, bør tage hirse i stedet for hvede. Hver madvare har sin egen Tasheer. Tasheer betyder, at det vil gå ind i kroppen og skabe varme, forblive jævnt eller give kølighed. Selvom forskellen er lille, og en sund person måske ikke engang føler denne forskel, men for en syg person er denne forskel som en stor.

Det smukke ved hirse er, at det også kontrollerer blodsukkeret. Det er i stand til at gøre dette på grund af dets fiber. Da den er en afbalanceret mængde fiber, frigiver den langsomt glukose. På grund af hvilken mængden af sukker i blodet ikke forbliver høj. Jeg har mange etuier til rådighed, der har deres sukker styret gennem Hirse. I dag er alle disse mennesker fri for sukkermedicin. En ting mere skal huske på, som gør resultatet endnu bedre, før du spiser Hirse, spis 200 til 250 gram salat. Vi har set, at de, der indtog salat med hirse, deres sukker blev kontrolleret bedre end dem, der kun indtog hirse.

Hirse findes hovedsageligt i 9-10 typer i vores land. Men jeg vil kun tale om fem hirse. Fordi mængden af fiber i disse fem hirse er lidt højere end resten. Det er som følger hhv. 1. Brun top (Grøn Kangni), 2. Rævehale (Kangni), 3. Kodo (Kodra) 4. Lille (Kutki), 5. Barnyard (Sanwa)

Læg i blød i 8 timer, før du laver hirse. Det fordøjes godt ved at udbløde mad, fordi det har en god mængde fibre, så det er meget vigtigt at udbløde det. Efter iblødsætning, gør det som ris og spis det. Erstat på denne måde hvede og ris helt med hirse.

Økologiske jordnødder

Min vigtigste kilde til protein og fedt er jordnødder. Læg det i blød i vand i otte timer, og spis det derefter, det bedste tidspunkt at indtage det er efter middag. Indtag det ikke tidligt om morgenen, fordi det er meget tungt at fordøje. Indtag det derfor først efter 8-10 måneder efter at have startet diæten. Efter otte til ti måneders slankekur bliver fordøjelsessystemet meget stærkt. Hvis fordøjelsessystem er stærkt, kan han indtage det, så snart han starter diæten. Jordnødder indeholder 50 % fedt af høj kvalitet og 25 % høje niveauer af protein. Proteinet til stede i det er på niveau med mælk og kød. Det kan også indtages af personer, der lider af sukker, fordi mængden af kulhydrater i det er mindre. En anden egenskab, som jeg og andre diætfølgende mennesker har bemærket, er, at den får renset tyktarmen meget godt efter at have spist den.

Spiritualitet, Bhagavad Gita og opnåelsen af Bhagavad Gyan

Denne bog repræsenterer mig virkelig. Uanset hvilken viden der er indeholdt i mig, hvad end jeg har lært i livet af Guds nåde, vil jeg inkorporere det hele i denne bog. Uanset om det er relateret til mad, til Ayurveda eller til spiritualitet.

Uanset hvad vi diskuterede nu, var viden om at holde den fysiske krop i orden. Nu vil vi tale om at kontrollere den subtile krop, dvs. sind, intellekt og sanser. Vores krop er ikke kun en fysisk krop. I sin essens er den subtile krop og sjæl også forbundet. Alle disse udgør et menneske. Sygdom kommer ikke kun i den fysiske krop, men også i den subtile krop. Dette kapitel vil tale om at holde den subtile krop sund. Denne sygdom kaldes et psykologisk problem i nutidens sprog. Dette problem er i sindet. Denne sygdom er intet andet end kun og kun frygt. Frygt opstår af uvidenhed, hvis vi har viden, så vil vores frygt også ende. Dette kapitel handler kun om viden. Denne viden om sandheden er ikke min. Denne viden er sagt af Herren selv. I dette kapitel vil jeg forklare dig den samme viden i et enkelt sprog. Grunden til, at frygten opstår i vores sind, er, at vi ikke har viden om vores egen natur. Hvor er vi kommet fra, hvor vil vi gå hen efter at have forladt dødens legeme? Hvad er vores formål på denne jord? Er der en verden hinsides dette? Er der nogen endnu stærkere? Hvis alle disse spørgsmål bliver besvaret, vil vores sind være i fred. Der vil være tilfredshed i sindet, og du vil være i stand til at udføre dit arbejde på en afslappet måde. I dette kapitel vil vi også tale om meditation sammen med kundskaben om Gud. Det er nødvendigt at gøre begge dele sammen, det er min erfaring.

Kære læsere, jeg har bragt nogle vers fra Bhagavad Gita i mit liv. Disse vers er blevet lært udenad. Jeg synger dem hver dag. Der er også blevet foretaget dyb meditation på disse vers. Med denne viden er jeg blevet forvandlet, og dit liv vil også blive ændret. Mit liv har ændret sig, så jeg inkorporerer denne viden i denne bog. Med denne viden om Gud har jeg fundet svaret på ethvert spørgsmål i livet. Der er ikke noget sådant spørgsmål i denne verden, som Gud ikke har besvaret i Bhagavad Gita. Lige siden jeg har tilegnet mig denne viden, har jeg ikke siddet fast nogen steder i mit liv. Ofte sidder vi fast mange steder. Ude af stand til at træffe beslutninger under visse omstændigheder. Kan ikke engang skelne mellem rigtigt og forkert. Men hvis du har kundskaben om Gud, så tager du beslutningen i et snuptag. Der er to ting i denne materielle verden, den ene virkelighed og den anden maya. Indtil i dag har vi alle betragtet Maya som virkeligheden, og vi havde ingen viden om, hvad der er virkeligheden. Dette er årsagen til vores sorg. Lidelse er intet andet end al elendighed opstår af denne uvidenhed. Efter denne viden vil du være i stand til at kende forskel på virkelighed og maya. Med denne nøjagtige viden vil alle dine sorger ende.

En ting, som jeg har bemærket, er, at vi ikke kun i Indien, men over hele verden, kun behandler den fysiske krop. Alle hospitaler, klinikker behandler kun den fysiske krop. Det er grunden til, at vi ikke får det fulde udbytte. På den ene side får vi behandling og på den anden side spiser vi piller mod depression og søvnløshed. At kontrollere sindet og helbrede sindet vil ikke blive gjort af disse piller. Søvn kommer ikke fra piller. Hvis du får søvn efter at have taget en pille i dag, så vil du efter 4 måneder få søvn efter at have taget 2 piller. For nu virker dosis af én pille ikke. På denne måde vil mængden blive ved med at stige, hvor mange piller vil du spise. Derfor er det meget vigtigt at have viden om den ultimative sandhed. For efter at have kendskab til den ultimative sandhed, er der ikke længere behov for medicin.

Bhagwat Gita - Nogle vers

na jāyate mriyate vā kadāchin
nāyaṁ bhūtvā bhavitā vā na bhūyaḥ
organisation nityaḥ śhāśhvato 'yaṁ
purāṇo

na hanyate hanyamāne śharīre - 2.20

Sjælen fødes hverken, og den dør aldrig; og efter at have eksisteret en gang, holder den aldrig op med at være. Sjælen er uden fødsel, evig, udødelig og tidløs. Det ødelægges ikke, når kroppen ødelægges.

vāsānsi jīrṇāni yathā vihāya

navāni gṛihṇāti naro 'parāṇi

tathā śharīrāṇi vihāya jīrṇānya
nyāni sanyāti navāni dehī - 2.22

Som en person smider udslidte klæder af og bærer nye, på samme måde ved dødstidspunktet, kaster sjælen sin slidte krop af og går ind i en ny.

nainaṁ chhindanti śastrāṇi nainaṁ dahati
pāvakaḥ
na chainaṁ kledayantyāpo na śhoṣhayati
mārutaḥ - 2.23

Våben kan ikke smadre sjælen, ej heller kan ild brænde den. Vand kan ikke fugte det, og vinden kan heller ikke tørre det.

achchhedyo 'yam adāhyo 'yam akledyo 'śhoṣhya eva cha
nityaḥ sarva-gataḥ sthāṇur achalo 'yaṁ sanātanaḥ -

Sjælen er ubrydelig og ubrændbar; den kan hverken fugtes eller tørres. Den er evig, alle steder, uforanderlig, uforanderlig og primordial.

karmaṇy-evādhikāras the mā phaleṣhu
kadāchana

af karma-phala-hetur bhūr af saṅgo

'stvakarmaṇi - 2,47

Du har ret til at udføre dine foreskrevne pligter, men du har ikke ret til frugterne af dine handlinger. Anser aldrig dig selv for at være årsagen til resultaterne af dine aktiviteter, og vær heller ikke knyttet til passivitet.

yoga-sthaḥ kuru karmāṇi saṅgaṁ tyaktvā
dhanañjaya

siddhy-asiddhyoḥ samo bhūtvā samatvaṁ
yoga uchyate - 2,48

Vær standhaftig i udførelsen af din pligt, O Arjun, og opgiv tilknytningen til succes og fiasko. En sådan ligevægt kaldes Yog.

yaḥ sarvatrānabhisnehas tat tat prāpya
śhubhāśhubham

nābhinandati na dveṣhṭi tasya prajñā

pratiṣhṭhitā - 2.57

En der forbliver ubundet under alle forhold og hverken glæder sig over held eller modløs af trængsel, han er en vismand med fuldkommen viden.

yadā sanharate chāyaṁ kūrmo 'ṅgānīva

sarvaśhaḥ

indriyāṇīndriyārthebhyas tasya prajñā

pratiṣhṭhitā - 2.58

En, der er i stand til at trække sanserne tilbage fra deres genstande, ligesom en skildpadde trækker sine lemmer tilbage i sin skal, er etableret i guddommelig visdom.

dhyāyato viṣhayān puṁsaḥ saṅgas

teṣhūpajāyate

saṅgāt sañjāyate kāmaḥ kāmāt krodho

'bhijāyate 2.62

Mens man betragter sansernes objekter, udvikler man tilknytning til dem. Tilknytning fører til begær, og fra begær opstår vrede.

krodhād bhavati sammohaḥ sammohāt

smṛti-vibhramaḥ

smṛti-bhranśhād buddhi-nāśho buddhi-

nāśhāt praṇaśhyati -2,63

Vrede fører til uklarhed af dømmekraft, hvilket resulterer i forvirring af hukommelsen. Når hukommelsen er forvirret, bliver intellektet ødelagt; og når intellektet ødelægges, er man ødelagt.

råga-dveṣha-viyuktais tu viṣhayān
indriyaiśh charan
ātma-vaśhyair-vidheyātmā prasādam
adhigachchhati - 2.64

Men en, der kontrollerer sindet og er fri for tilknytning og modvilje, selv mens han bruger sansernes objekter, opnår Guds nåde.

indriyāṇāṁ er sindets karakteristika
tadasya harati prajñāṁ vāyur nāvam
ivāmbhasi - 2.67

Ligesom en stærk vind fejer en båd af dens chartrede kurs på vandet, kan selv en af de sanser, som sindet fokuserer på, føre intellektet på afveje.

āpūryamāṇam achala-pratiṣhṭhaṁ
samudram āpaḥ praviśhanti yadvat
tadvat kamā yaṁ praviśhanti sarve
sa śhāntim āpnoti na kāma-kāmī - 2,70

Ligesom havet forbliver uforstyrret af den uophørlige strøm af vand fra floder, der smelter ind i det, på samme måde opnår vismanden, der er uberørt trods strømmen af ønskværdige genstande rundt om ham, fred, og ikke den person, der stræber efter at tilfredsstille ønsker.

vihāya kāmān yaḥ sarvān pumānśh

charati niḥspṛihaḥ

nirmamo nirahankāraḥ sa śāntim

adhigachchhati - 2.711

Den person, der opgiver alle materielle ønsker og lever fri fra en følelse af grådighed, ejerskab og egoisme, opnår fuldkommen fred.

prakṛiteḥ kriyamāṇāni guṇaiḥ karmāṇi

sarvaśhaḥ

ahankāra-vimūḍhātmā kartāham iti

manyate - 3.27

Alle aktiviteter udføres af de tre former for materiel natur. Men i uvidenhed opfatter sjælen, som er narret af falsk identifikation med kroppen, sig selv som den, der gør.

śhreyān swa-dharmo viguṇaḥ para-

dharmāt sv-anuṣhṭhitāt

swa-dharme nidhanaṁ śhreyaḥ para-

dharmo bhayāvahaḥ 3.35

Det er langt bedre at udføre sin naturlige foreskrevne pligt, selvom den er præget af fejl, end at udføre en andens foreskrevne pligt, skønt perfekt. Faktisk er det at foretrække at dø i udførelsen af sin pligt end at følge en andens vej, som er fyldt med fare.

kāma eṣha krodha eṣha rajo-guṇa-

samudbhavaḥ
mahāśhano mahā-pāpmā viddhyenam iha

vairiṇam

Den Højeste Herre sagde: Det er begær alene, som er født af kontakt med lidenskabens tilstand og senere forvandlet til vrede. Kend dette som den syndige, altopslugende fjende i verden.

indriyāṇi mano buddhir asyādhiṣhṭhānam

uchyate
etair vimohayatyeṣha jñānam āvṛitya

dehinam 3.40

Sanserne, sindet og intellektet siges at være grobund for begær. Gennem dem forplumrer det ens viden og vildleder den legemliggjorte sjæl.

*imaṁ vivasvate yogaṁ proktavān aham
avyayam
vivasvān manave prāha manur
ikṣhvākave 'bravīt*

4.01

Den Højeste Herre Shree Krishna sagde: Jeg lærte denne evige videnskab om Yog til Solguden, Vivasvan, som gav den videre til Manu; og Manu på sin side instruerede det til Ikshvaku.

*vīta-rāga-bhaya-krodhā man-mayā mām
upāśhritāḥ
bahavo jñāna-tapasā pūtā mad-bhāvam
āgatāḥ - 4.10*

Da de var fri for tilknytning, frygt og vrede, blev fuldt optaget af Mig og søgte tilflugt til Mig, blev mange personer i fortiden renset af viden om Mig og opnåede således Min guddommelige kærlighed.

tyaktvā karma-phalāsaṅgaṁ nitya-tṛpto

nirāśhrayaḥ
*karmaṇyabhipravṛitto 'pi naiva
kiñchit karoti saḥ - 4.20*

Sådanne mennesker, der har opgivet tilknytning til frugterne af deres handlinger, er altid tilfredse og ikke afhængige af eksterne ting. På trods af at de engagerer sig i aktiviteter, laver de ikke noget som helst.

nirāśhīr yata-chittātmā tyakta-sarva-

parigrahaḥ śhārīraṁ kevalaṁ karma

kurvan nāpnoti kilbiṣham - 4.21

Fri for forventninger og følelsen af ejerskab, med sindet og intellektet fuldt kontrolleret, pådrager de sig ingen synd, selvom de udfører handlinger af deres krop.

yadṛichchhā-lābha-santuṣhṭo dvandvātīto

vimatsaraḥ

samaḥ siddhāvasiddhau cha kṛitvāpi na

nibadhyate - 4.22

Tilfreds med enhver gevinst, der kommer af sig selv, og fri for misundelse er de hinsides livets dualiteter. Da de er udlignet i succes og fiasko, er de ikke bundet af deres handlinger, selv når de udfører alle slags aktiviteter.

apāne juhvati prāṇaṁ prāṇe 'pānaṁ

tathāpare

prāṇāpāna-gatī ruddhvā prāṇāyāma-

parāyaṇāḥ

niyatāhārāḥ prāṇān prāṇeṣhu juhvati
dukker op
sarve 'pyete yajña-vido yajña-kṣhapita-
kalmaṣhāḥ

Atter andre tilbyder som et offer det udgående åndedræt i det indkommende åndedræt, mens nogle tilbyder det indkommende åndedræt ind i det udgående åndedræt. Nogle praktiserer ihærdigt prāṇāyām og begrænser de indkommende og udgående vejrtrækninger, rent absorberet i reguleringen af livsenergien. Endnu andre begrænser deres fødeindtag og tilbyder åndedrættet ind i livsenergien som et offer. Alle disse offerkendende bliver renset for deres urenheder som følge af sådanne præstationer.

yaj jñātvā na punar moham evaṁ yāsyasi
pāṇḍava -
he bhūtānyaśheṣheṇa
drakṣhyasyātmanyatho mayi - 4.35

Ved at følge denne vej og have opnået oplysning fra en Guru, O Arjun, vil du ikke længere falde i vildfarelse. I lyset af den viden vil du se, at alle levende væsener kun er dele af den Højeste og er inden i Mig.

api ched asi pāpebhyaḥ sarvebhyaḥ pāpa-

kṛit-tamaḥ

sarvaṁ jñāna-plavenaiva vṛijinaṁ

santariṣhyasi - 4.36

Selv de, der anses for at være de mest umoralske af alle syndere, kan krydse dette hav af materiel eksistens ved at sætte sig i den guddommelige videns båd.

śhraddhāvānllabhate jñānaṁ af paraḥ

sanyatendriyaḥ

jñānaṁ labdhvā parāṁ śhāntim

achireṇādhigachchhati -4.39

De, hvis tro er dyb, og som har øvet sig i at kontrollere deres sind og sanser, opnår guddommelig viden. Gennem en sådan transcendental viden opnår de hurtigt evig suveræn fred.

jitātmanaḥ praśhāntasya paramātmā

samāhitaḥ

śhītoṣhṇa-sukha-duḥkheṣhu tathā

mānāpamānayoḥ - 6.7

Yogierne, der har erobret sindet, hæver sig over dualiteterne kulde og varme, glæde og sorg og ære og vanære. Sådanne yogier forbliver fredelige og standhaftige i deres hengivenhed til Gud.

ananya-chetāḥ satataṁ yo māṁ smarati

nityaśhaḥ

tasyāhaṁ sulabhaḥ pārtha nitya-yuktasya

yoginaḥ - 8.14

O Parth, for de yogier, der altid tænker på Mig med eksklusiv hengivenhed, er Jeg let opnåelig på grund af deres konstante optagelse i Mig.

mayā tatam idaṁ sarvaṁ jagad avyakta-

mūrtinā

mat-sthāni sarva-bhūtāni na chāhaṁ

teṣhvavasthitaḥ -9.4

Hele denne kosmiske manifestation er gennemsyret af Mig i Min umanifestede form. Alle levende væsener bor i Mig, men jeg bor ikke i dem.

na cha mat-sthāni bhūtāni paśhya me yogam aiśhwaram

bhūta-bhṛn na cha bhūta-stho mamātmā

bhūta-bhāvanaḥ - 9.5

Og alligevel bliver de levende væsener ikke i Mig. Se mysteriet med Min guddommelige energi! Selvom jeg er skaberen og opretholderen af alle levende væsener, er jeg ikke påvirket af dem eller af materiel natur.

patraṁ puṣhpaṁ phalaṁ toyaṁ yo me bhaktyā prayachchhati

tadahaṁ bhaktyupahṛitam aśhnāmi prayatātmanaḥ - 9.26

Hvis man tilbyder Mig med hengivenhed et blad, en blomst, en frugt eller endda vand, tager jeg herligt del i den genstand, som Min hengivne tilbyder med kærlighed i ren bevidsthed.

man-manā bhava mad-bhakto mad-yājī māṁ namaskuru

mām evaiṣhyasi yuktvaivam ātmānaṁ mat-parāyaṇaḥ - 9.34

Tænk altid på Mig, vær hengiven til Mig, tilbed Mig og ær Mig. Efter at have dedikeret dit sind og din krop til Mig, vil du helt sikkert komme til Mig.

aham ātmā guḍākeśha sarva-bhūtāśhaya-sthitaḥ

aham ādiśh cha madhyaṁ cha bhūtānām

anta eva cha - 10.20

O Arjun, jeg sidder i hjertet af alle levende væsener. Jeg er begyndelsen, midten og slutningen af alle væsener.

daṇḍo damayatām asmi nītir asmi

jigīṣhatām

maunaṁ chaivāsmi guhyānāṁ jñānaṁ

jñānavatām aham

Jeg er blot straf blandt midlerne til at forhindre lovløshed og korrekt opførsel blandt dem, der søger sejr. Blandt hemmeligheder er jeg tavshed, og i de vise er jeg deres visdom.

Yach chāpi sarva-bhūtānāṁ bījaṁ tad

aham, O Arjuna

na tad asti vinā yat syān mayā bhūtaṁ

charācharam

Jeg er det frembringende frø af alle levende væsener, O Arjun. Ingen væsen, der bevæger sig eller ikke bevæger sig, kan eksistere uden Mig.

yad yad vibhūtimat sattvaṁ śhrīmad

ūrjitam eva vā

tat tad evāvagachchha tvaṁ mama tejo
'nśha-sambhavam

Hvad end du ser som smukt, herligt eller kraftfuldt,
ved, at det kun udspringer af en gnist af Min pragt.

atha vā bahunaitena kiṁ jñātena
tavārjuna
viṣhṭabhyāham idaṁ kṛitsnam ekānśhena
sthito jagat

Hvilket behov er der for al denne detaljerede viden, O
Arjun? Du skal blot vide, at ved en brøkdel af Mit
væsen gennemtrænger og støtter jeg hele denne
skabelse.

śrī-bhagavān uvācha
kalo 'smi loka-kṣhaya-kṛit pravṛiddho
lokān samāhartum iha pravṛittaḥ
ṛite 'pi tvāṁ na bhaviṣhyanti sarve
ye 'vasthitāḥ pratyanīkeṣhu yodhāḥ - 11.32

Den Højeste Herre sagde: Jeg er mægtig Tid, kilden til
ødelæggelse, der kommer frem for at udslette
verdener. Selv uden din deltagelse, vil krigerne, der er
opstillet i den modsatte hær, ophøre med at eksistere.

*ye tv akṣharam anirdeśhyam avyaktaṁ
paryupāsate
sarvatra-gam achintyañcha kūṭa-stham
achalandhruvam
sanniyamyendriya-grāmaṁ sarvatra
sama-buddhayaḥ
te prāpnuvanti mām eva sarva-bhūta-hite
ratāḥ*

Men de, der tilbeder det formløse aspekt af den Absolutte Sandhed – det uforgængelige, det udefinerbare, det umanifestede, det altgennemtrængende, det utænkelige, det uforanderlige, det evige og det ubevægelige – ved at begrænse deres sanser og være ligesindede overalt, sådanne personer, der er engageret i alle væseners velfærd, opnår også Mig.

*ye tu sarvāṇi karmāṇi mayi sannyasya
mat-paraḥ
ananyenaiva yogena māṁ dhyāyanta
upāsate
teṣhām ahaṁ samuddhartā mṛtyu-
saṁsāra-sāgarāt
bhavami na chirāt pārtha mayy āveśhita-
chetasām*

Men de, der dedikerer alle deres handlinger til Mig, betragter Mig som det Højeste mål, tilbeder Mig og mediterer på Mig med eksklusiv hengivenhed, O Parth, Jeg befrier dem hurtigt fra havet af fødsel og død, for deres bevidsthed er forenet med Mig.

mahā-bhūtāny ahankāro buddhir
avyaktam eva cha

indriyāṇi daśhaikaṁ cha pañcha

chendriya-gocharāḥ

Aktivitetsfeltet er sammensat af de fem store elementer, egoet, intellektet, det umanifestede urstof, de elleve sanser (fem videnssanser, fem fungerende sanser og sind) og sansernes fem objekter.

ichchhā dveṣhaḥ sukhaṁ duḥkhaṁ

saṅghātaśh chetanā dhṛitiḥ

etat kṣhetraṁ samāsena sa-vikāram

udāhṛitam

Begær og modvilje, lykke og elendighed, kroppen, bevidstheden og viljen – alt dette omfatter feltet og dets modifikationer.

amānitvam adambhitvam ahinsā kṣhāntir
āryavam

āchāryopāsanaṁ śhauchaṁ sthairyam

ātma-vinigrahaḥ

indriyārtheṣhu vairāgyam anahankāra

eva cha

janma-mṛtyu-jarā-vyādhi-duḥkha-

doṣhānudarśhanam

asaktir anabhiṣhvaṅgaḥ putra-dāra-

gṛhādiṣhu

nityaṁ cha sama-chittatvam

iṣhṭāniṣhṭopapattiṣhu

mayi chānanya-yogena bhaktir

avyabhichāriṇī

vivikta-deśha-sevitvam aratir jana-

sansadi

adhyātma-jñāna-nityatvaṁ tattva-

jñānārtha-darśhanam

etaj jñānam iti proktam ajñānaṁ yad ato

'nyathā

Ydmyghed; frihed fra hykleri; ikke-vold; tilgivelse; enkelhed; service af guruen; renlighed af krop og sind; standhaftighed; og selvkontrol; lidenskab over for sansernes objekter; fravær af egoisme; at huske på det onde fødsel, sygdom, alderdom og død; ikke-tilknytning; fravær af at klamre sig til ægtefælle, børn, hjem og så videre; ligesind midt i ønskede og uønskede begivenheder i livet; konstant og eksklusiv hengivenhed over for Mig; en tilbøjelighed til ensomme steder og en modvilje mod det verdslige samfund; konstanthed i åndelig viden; og filosofisk stræben efter den Absolutte Sandhed - alt dette erklærer jeg at være viden, og hvad der er i modstrid med den, kalder jeg uvidenhed.

sarva-dvāreṣhu dehe 'smin prakāśha upajāyate

jñānaṁ yadā tadā vidyād vivṛddhaṁ sattvam ity uta

lobhaḥ pravṛttir ārambhaḥ karmaṇām aśhamaḥ spṛhā

rajasy etāni jāyante vivṛddhe bharatarṣhabha

aprakāśho 'pravṛttiśh cha pramādo moha eva cha

tamasy etāni jāyante vivṛddhe kuru-nandana

Når alle kroppens porte er oplyst af viden, skal du vide, at det er en manifestation af godhedens tilstand. Når lidenskabens tilstand dominerer, O Arjun, udvikles symptomerne på grådighed, anstrengelse for verdslig vinding, rastløshed og trang. O Arjun, uvidenhed, træghed, uagtsomhed og vildfarelse – disse er de dominerende tegn på uvidenhedens tilstand.

sattvāt sañjāyate jñānaṁ rajaso lobha eva
cha
pramāda-mohau tamaso bhavato 'jñānam
eva cha

Fra godhedens måde opstår viden, fra lidenskabens måde opstår grådighed, og fra uvidenhedens måde opstår uagtsomhed og vildfarelse.

Essensen af Bhagavad Gita, som jeg forstod og assimilerede.

Vi er ikke kroppen. Vi er sjæl. Kroppen er som et klæde. Måden vi bliver ved med at skifte tøj på, på samme måde som vi, sjælen, bliver ved med at ændre kroppen. Ligesom vi ikke er knyttet til tøj, skal vi på samme måde heller ikke være knyttet til kroppen. Denne tilknytning er årsagen til sorger. Der er ingen sjælsdød, så hvad skal vi være bange for? Vi vil stadig være der i morgen. Var der endda før denne skabelse, vil være der selv efter denne verdens ende. Så fjern frygt fra dit sind. Sjælen er en del af Gud. Dette er, hvad Herren selv siger i kapitel 10.

rigtige måde at handle på
Vi har ret til at udføre arbejdet, men frugten af handlingen er ikke i vores hænder, det er i Guds hænder. Det er derfor, vi bør fortsætte med at udføre arbejde uden at tro, at vi vil lykkes eller fejle. Vi vil vinde eller tabe. Vil vi dø eller leve? Karma skal udføres i overensstemmelse med pligterne. Karma bør aldrig udføres for at opfylde ens ønsker. Den person, der arbejder for opfyldelsen af sine ønsker, er altid ulykkelig. Fordi lyst er en byrde. Nye ønsker fødes altid i os. Efter opfyldelsen af et ønske fødes et andet ønske. Så hvor mange ønsker vil du

opfylde? Der er ingen ende på begær. Derfor skal livet leves med pligt og ikke for at opfylde ens ønsker.

Under alle omstændigheder har vi en selvretfærdighed. Og swadharmaen for os alle er forskellig under forskellige omstændigheder. Derfor bør vi ikke udføre noget arbejde, der er set af nogen. Der skal arbejdes efter ens egen religion. I nogle tilfælde kan det være Swadharma for mig at tage nogens liv. Og at give liv for nogen under alle omstændigheder kan også være Swadharma for mig. Du skal beslutte dig for, hvad din Swadharma er under visse omstændigheder.

Lav karma ved at hæve dig over profit og tab.

Ved at overveje et emne igen og igen, bliver vi knyttet til det emne. Her kan subjektet være en person såvel som et objekt. Ved at meditere over noget igen og igen, vil der opstå lyst til at opnå dette emne. Hvis den ting ikke modtages, vil vreden opstå. Og vores hukommelse bliver forvekslet med vrede. Og hvis hukommelse er forvirret, bliver denne persons intellekt ødelagt, fordi intellektet kun hviler på minderne. Hvis jeg sletter alle minderne fra dit sind, vil du se skør ud.
To ting sker ved at overveje emnerne, enten vil emnet blive opnået, eller det vil ikke blive opnået. Beskrivelsen af, hvad der vil ske, hvis den ikke modtages, er givet ovenfor. Hvis jeg nu får det, vil jeg beskrive, hvad der vil ske. Hvis objektet er

vundet, er der en frygt for at miste det. Problemerne kommer ikke til at stoppe. Der er problemer med at modtage og ikke i at modtage. Vi bliver altid ved med at tænke, at hvis vi får sådan en frugtbar ting, så kommer lykken. Men selv efter opnåelse er lykke øjeblikkelig. Faktisk er lykke ikke i fagene, vi leder efter den forkerte verden, lykke er inden i dig. Hvis du ikke tror, så meditér og se, mælkens mælk bliver til vand af vand. Jeg har selv oplevet det, du burde også prøve det. Derfor vil overvejelse af emner altid føre til sorger.

Vrede opstår fra begær, så hold ikke begær. siger jeg igen og igen. Lev livet ikke for opfyldelse af ønsker, men for opfyldelse af pligter. Begær er vores fjende, det er vores fjende. Jo før du dræber denne fjende, jo bedre.

Du kan være perfekt indefra, nu og i netop dette øjeblik. Men det kan aldrg blive perfekt udefra. Så vær altid tilfreds. For i livet kan man ikke blive tilfreds, selv ved at nå alt udefra. Så lær at være tilfreds i dag og nu.

Hele denne verden er en position i Gud. Gud har overtaget verden. Du må have fundet denne ting mærkelig, at hvordan kan Gud holde sådan en enorm skabning. Jeg vil gerne give et eksempel, denne krop er besat af os, dvs. en subtil sjæl. Det, der ikke engang er synligt, er så subtilt. Så længe der er en sjæl i kroppen, fortsætter sådan en stor krop med at bevæge sig, men så snart den subtile sjæl forlader kroppen, falder kroppen på samme måde ned med et brag. På samme måde som en subtil sjæl rummer et så stort legeme, opretholder Herren på samme måde hele skabelsen.

Vær trofast og tro på Gud. Hils dem altid. Husk dem altid. Vær ham altid taknemmelig. Tak til Gud for alt. Sæt dit sind i dem.

Sidste par ord

Kære læsere,

Jeg arbejder inden for dette felt fra de sidste to år. I de sidste to år har tusindvis af mennesker, ved at følge de instruktioner, jeg har givet, helbredt deres mange sygdomme ved at forbinde sig med naturen og adoptere naturen. Derfor er denne oplevelse ikke kun min, men erfaringen fra tusindvis af andre mennesker er også blevet tilføjet den. Jeg ville aldrig have været i stand til at skrive denne bog i mit liv, og hvis jeg har været i stand til at skrive den, har jeg været i stand til at skrive den på grund af disse tusindvis af mennesker, fordi disse mennesker er forrådshuset for min selvtillid. Jeg var en person, der talte mindre til folk. Havde kontakt med få mennesker. Det var umuligt for mig at tale på en platform et eller andet sted. Men i dag er jeg en anden person. Alt dette af selve viden, når viden flyder inden i en person, bliver han en helt anden magt.

Til sidst vil jeg sige til jer alle, at I også bør forbinde jer med naturen og adoptere naturlig mad, hvis I vil forblive fri for sygdomme hele jeres liv. Hvem kan fortælle om dit helbred bedre end dig? Vi forstår den højeste værdi af sundhed, når vi er syge. Hvorfor forstår vi ikke tidligere, først har vi fået dette helt fri fra Gud. Og vi har sagt, at vi sætter pris på de ting, der modtages gratis. Så når du får den igen, vil du også kende dens værdi. Og når værdien er kendt, så bliver der kun lagt ren naturlig mad og positive tanker i denne krop. Og så vil du blive fuldt ud vidende om denne krop, hvad der er gavnligt og hvad der er skadeligt for denne krop. Den viden, jeg taler om her, er den om mad og tanker, der er gavnlige for kroppen, og ikke om, at kroppen kan trænge ind i kroppen. Det kan du aldrig gøre, selvom det tager århundreder. Alle ting skabt af Gud hører til viden og naturen er også skabt af Gud. Derfor ved naturen mere om vores krop end os. Derfor er den mad, som naturen tilbereder, helt rigtig for vores krop, og den mad, vi laver, er ikke egnet til vores krop. Derfor, når mennesker spiser fuldstændig naturlig mad, bliver deres sygdomme helbredt, den eneste forskel er, at naturen har fuldstændig viden, og vi har halvt ufuldstændig.

Jeg var kun i stand til at skrive denne bog og kun fordi jeg har levet helvedes liv i to år, så jeg kender værdien af denne viden. Jeg har skrevet denne bog selv efter jeg vågnede klokken to om natten, fordi jeg ikke kunne få tid i løbet af dagen. Hvorfor stod jeg op om natten og skrev, fordi jeg kender prisen på denne værdifulde viden. Jeg ved det, hvis jeg havde denne viden, før jeg blev syg, ville jeg ikke have levet i helvede i to år.

Kære læsere,
Hvis der er en modsigelse i to af mine ting, så kan der kun være to ting, enten er jeg ikke i stand til at forklare med ord, eller også er du ikke i stand til at forstå. Vi kan ikke udtrykke alt med ord. Antag for eksempel, at du aldrig har spist papaya, hvordan

kan jeg nu forklare dig sødmen ved papaya. Vi kalder enhver sødme som sød. Men sandheden er ikke dette. Er sødmen af gulab jamun magen til sødmen af papaya? Men vi siger, at papaya er sød, men Gulab Jamun kaldes også sød. Jeg prøver bare at forklare, at alt ikke kan udtrykkes i ord, nogle ting forstås kun ved at opleve. Denne fuldstændige viden er fuld af sandhed, så vær fri for tvivl og assimiler denne viden.

Tak skal du have,

Yogacharya Shri Anmol Yadav

KæreVenner
Hvis der er nogen fejl i oversættelsen af denne bog, så tilgiv mig, jeg prøver bare at formidle viden om denne sande og rene oplevelse til dig på dette sprog. Jeg kender værdien af denne viden. For på grund af mangel på denne viden har jeg lidt i 2 år.

Jeg giver altid mine kontaktoplysninger, fordi jeg er socialrådgiver. Hvis du ikke kan nå mig, så er min sociale service forgæves.
Mobil og whatsapp- (Indien) +91-9115112763, +91-8054499284

Links til sociale medier
Youtube - Yogacharya Shri Anmol Yadav

Facebook - Yogacharya Shri Anmol Yadav
Amazon Alle bøger -
www.amazon.com/author/anmolyadav

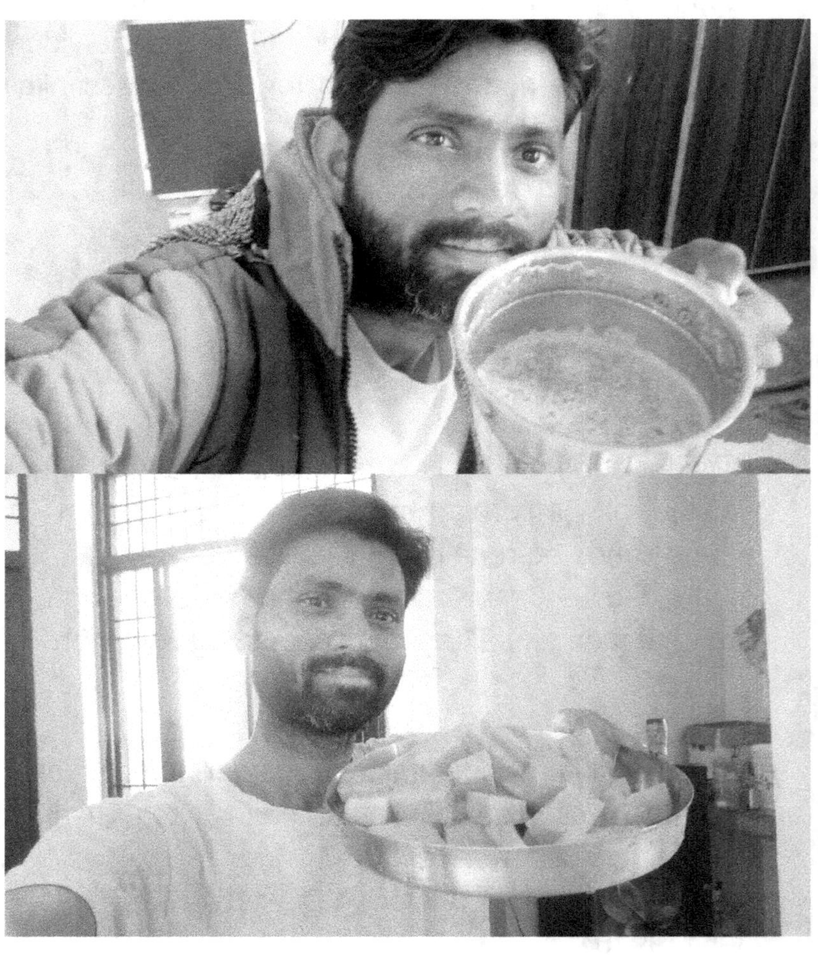

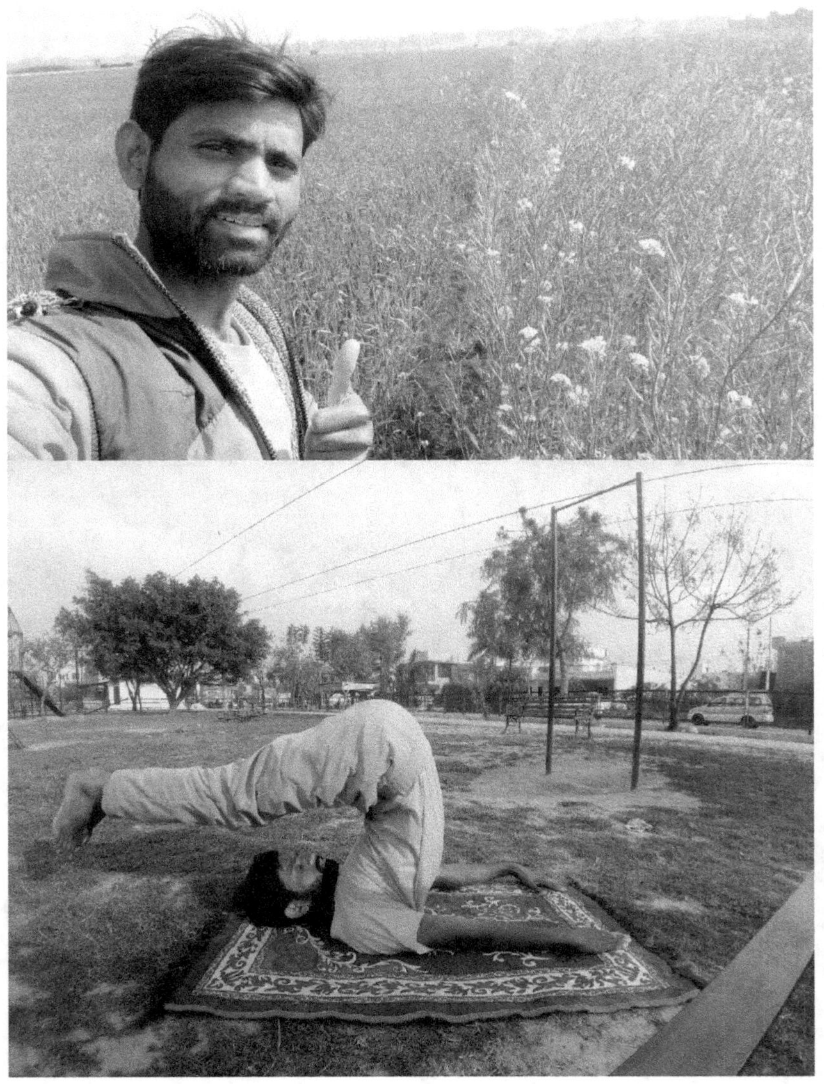

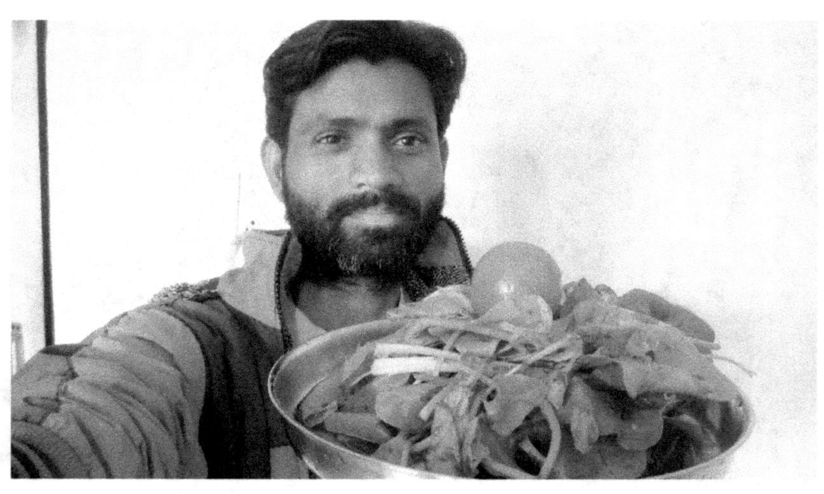

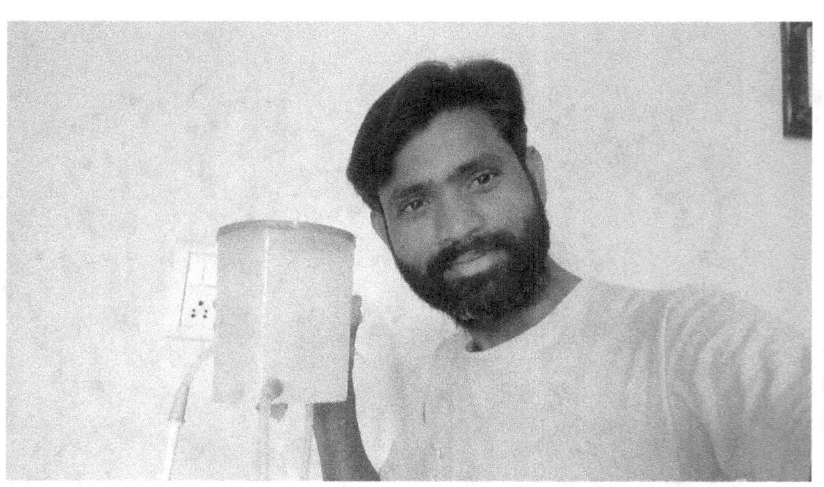

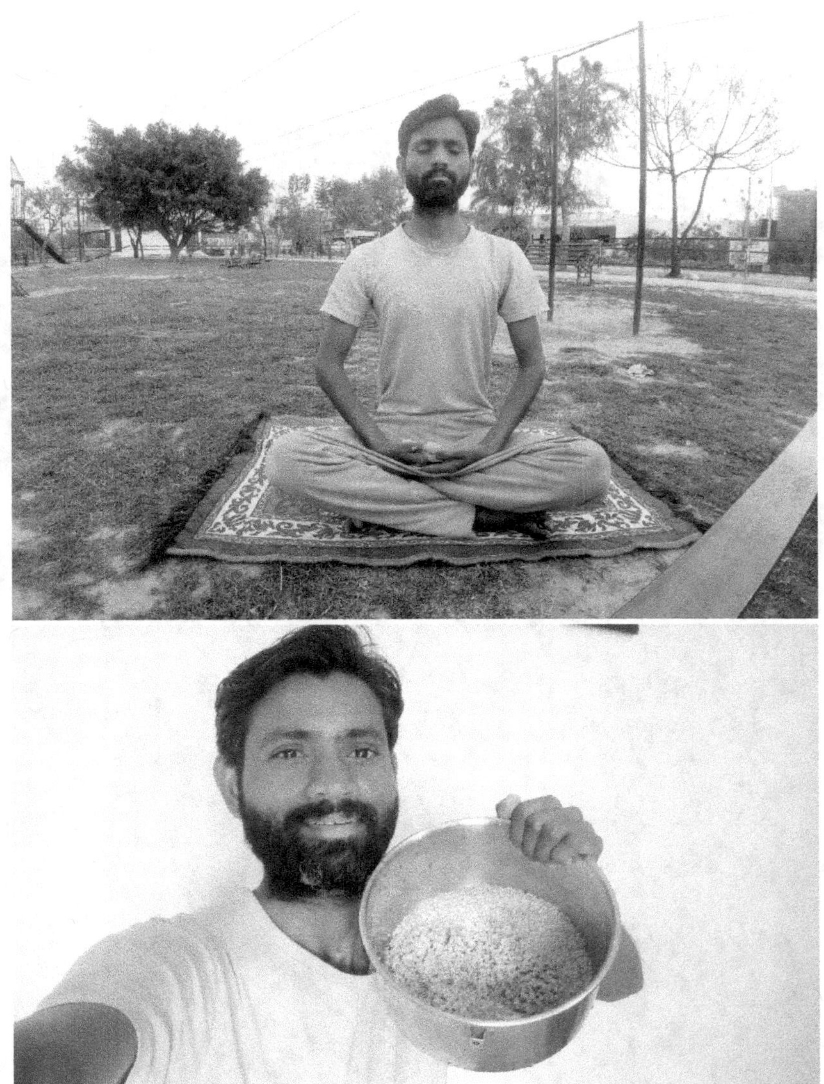

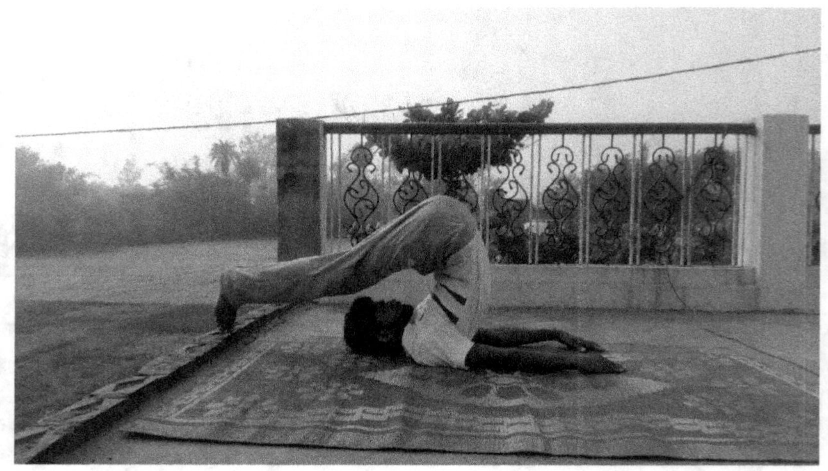

www.ingramcontent.com/pod-product-compliance
Lightning Source LLC
Chambersburg PA
CBHW051819250726
48659CB00005B/1568